你想知道的都有了
甲状腺疾病热点问答

朱晨芳　蔡彦韬　周慧芳　主编

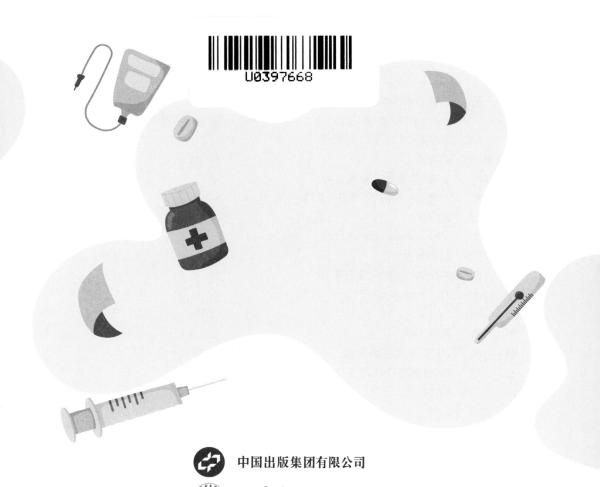

中国出版集团有限公司

世界图书出版公司
上海　西安　北京　广州

图书在版编目(CIP)数据

你想知道的都有了：甲状腺疾病热点问答/朱晨芳，蔡彦韬，周慧芳主编.—上海：上海世界图书出版公司，2023.8

ISBN 978-7-5232-0442-9

Ⅰ.①你… Ⅱ.①朱… ②蔡… ③周… Ⅲ.①甲状腺疾病-诊疗-问题解答 Ⅳ.①R581-44

中国国家版本馆CIP数据核字(2023)第094869号

书　　名	你想知道的都有了：甲状腺疾病热点问答	
	Nixiangzhidao de Douyoule: Jiazhuangxian Jibing Redian Wenda	
主　　编	朱晨芳　蔡彦韬　周慧芳	
责任编辑	陈寅莹	
出版发行	上海世界图书出版公司	
地　　址	上海市广中路88号9-10楼	
邮　　编	200083	
网　　址	http://www.wpcsh.com	
经　　销	新华书店	
印　　刷	杭州锦鸿数码印刷有限公司	
开　　本	787 mm × 1092 mm　1/16	
印　　张	12.75	
字　　数	220 千字	
版　　次	2023 年 8 月第 1 版　　2023 年 8 月第 1 次印刷	
书　　号	ISBN 978-7-5232-0442-9/R·676	
定　　价	98.00 元	

主编介绍

朱晨芳

医学博士，上海交通大学医学院附属第九人民医院普外一科副主任医师，科主任助理。美国Georgetown University和Memorial Sloan-Kattering Cancer Center（全美肿瘤排名第二）访问学者。上海市普通外科质控专家。擅长各类甲状腺和乳腺疾病早期诊治和微创治疗、甲状腺和乳腺癌根治术、全腔镜下甲状腺微创手术、超声引导下甲状腺穿刺、甲状腺和乳腺微创热消融术。在甲状腺乳腺外科拥有丰富的临床经验和理论水平，在国内外核心期刊上发表论著50余篇，主持或参与国家级、省部级和院校级课题15项，参编、参译论著和专著6项。获得上海医学教育一等奖、九院优秀共产党员和九院"十佳"优秀教师称号。

蔡彦韬

复旦大学上海医学院临床医学（八年制）医学博士。上海交通大学医学院附属第九人民医院普外一科主治医师、讲师，普外科团支部书记，普外科教学秘书。擅长甲状腺和乳腺肿瘤的早期诊断与微创手术治疗。以第一作者发表SCI论文10余篇，在各类报刊杂志发表医学科普文章8篇，获得九院住院医师规范化培训优秀指导老师荣誉称号。

周慧芳

教育部长江学者特聘教授，博士生导师，上海交通大学医学院附属第九人民医院眼科主任医师。擅长各类眼部整形美容手术，甲状腺相关眼病（甲亢突眼）的个体化综合治疗，数字化微创眼眶减压手术，组建上海九院甲状腺眼病多学科协作诊疗MDT团队，执笔编写国内首部甲状腺眼病诊治指南《中国甲状腺相关眼病诊断和治疗指南》，发表各类中英文研究论文70余篇，获得国家科技进步二等奖、教育部高等学校科技进步一等奖等共9项科技奖，上海市卫生系统第十六届银蛇奖一等奖。

编委名单

主　编

朱晨芳　蔡彦韬　周慧芳

副主编

廖明娟　沈菲洋

编　委

代秋颖　代子妍　方怜非　梁　敏　谭可欣

吴　硕　卫懿馨　张海扬

协作单位

上海女医师协会医学科普专业委员会

中国甲状腺眼病诊疗联盟

上海市中西医结合学会甲状腺疾病专业委员会

序

近年来，我国各种甲状腺疾病发病率都有不同程度的上升。甲状腺疾病变得十分常见，与广大普通老百姓的生活息息相关。甲状腺疾病的诊断准确度提高、药物治疗的新进展和手术治疗模式多样，都呈现出日新月异的新发展。这些变化也给老百姓带来很多新的困惑，他们希望更多地了解相关知识，但是缺乏专业权威的科普渠道。无论是从甲状腺癌的诊治，还是甲亢突眼的治疗进展，都给病人带来很多困惑。随着新的手术方式出现、诊治理念的改变、治疗药物的发展和防治理念的更新，让老百姓对甲状腺疾病有更科学的认识，推出一本能够答疑解惑、与时俱进的甲状腺疾病科普知识书籍就显得尤为重要。

和以往的甲状腺疾病科普书籍不同，本书通过对大量网络热搜问题进行归纳和总结，予以通俗易懂的解答。从病人的角度提出问题，用老百姓看得懂的方式回答问题，出一本能解决老百姓问题的书，是本书的最终目的，希望能帮助甲状腺病人树立对抗疾病的信心，造福于老百姓。

（范先群）

中国工程院　院士

国际眼科科学院　院士

上海交通大学　副校长

前 言

俗话说：世界上没有蠢问题，只有好问题。其实很多问题非常经典，医生被问到的概率非常高，但有些问题在医生看来顺理成章，却真正困扰着很多甲状腺病人。虽然市面上已经存在很多甲状腺疾病科普书籍了，但大部分书籍都是从医生的视角来告诉病人相关的甲状腺科普知识，比如告诉大家甲状腺的解剖、甲状腺疾病的诊断和治疗、如何服药。大部分老百姓心中的疑问很难直接在这些科普书籍中找到一目了然的答案。这就使得大部分读者失去了阅读的耐心，这些甲状腺疾病科普书籍也进入一个相对尴尬的局面。本书出版的目的就是直接回答病人想知道的甲状腺疾病问题。为此，本书在网络上搜索了甲状腺疾病相关热点问题，并结合平时病人在医院经常提的问题以及民间传闻，以举例子的方式，让读者找到代入感，以直接问答的形式来解答病人的疑问，以起到答疑解惑的作用。书中用"甲亢""甲减"等老百姓常用的简称来替代"甲状腺功能亢进症""甲状腺功能减退症"等专业词汇，增加了可读性与亲切感。

（朱晨芳 蔡彦韬 周慧芳）

目　录

第一章
甲状腺B超报告上容易被搞迷糊的问题

1

第二章
病人对甲状腺穿刺的顾虑

第三章
甲状腺癌病人最想知道的热点问题

第四章
刚做完甲状腺手术的病人最想知道的事情

第五章
甲亢突眼病人心中的疑惑

第六章
中医保健和其他常见的甲状腺疾病热点问题

第一章

甲状腺 B 超报告上容易
被搞迷糊的问题

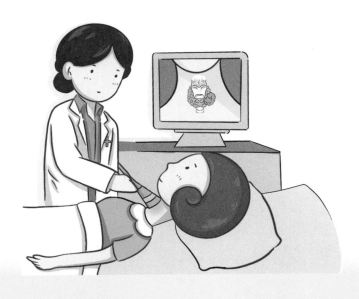

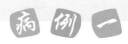

　　小张是一名35岁企业职员，在医院治疗慢性咽喉炎时顺便复查了甲状腺B超。甲状腺B超结论写着：右侧甲状腺结节直径1 cm，TI-RADs 3类，颈部淋巴结显示。小张想到以前自己甲状腺B超上写的是TI-RADs 2类甲状腺囊肿，不由得担心起来。听说TI-RADs分类和甲状腺癌可能有关，现在甲状腺结节从2类变成3类了，难道以后会变成4类，很快发展成甲状腺癌？想起同学聚会时听到有同学也查出甲状腺结节，微信朋友圈里也常看见认识的人去做了甲状腺手术，小张不由紧张起来。她打开网络，搜索关键字"甲状腺结节"，结果越来越多的关于甲状腺肿瘤、甲状腺癌的病例出现在手机屏幕上。特别是甲状腺B超报告里的"颈部淋巴结显示"更让小张寝食难安。"难道自己已经出现淋巴结转移了吗？"小张决定立马带着甲状腺B超报告，去医院问个清楚，以打消心中的疑惑。

1

甲状腺 TI-RADs 3 类是什么意思？是甲状腺癌的可能性大吗

　　甲状腺 TI-RADs 分类是 B 超医生判断甲状腺良性、恶性分级的标准（表1-1）。医生可以据此来判断甲状腺结节良性、恶性的概率。做一个比喻：就像每天的天气预报，大家都想知道明天是不是会下雨，那就会看降水概率，80%的话就意味着明天有 80% 的大概率会下雨。TI-RADs 3 类甲状腺结节的恶性概率＜5%，也就是说 95% 以上的甲状腺结节是良性的，3 类的甲状腺结节只存在极小的恶性可能，正如天气预报明日降水概率 5%，只有很小的概率可能会下雨。所以，医生看见 TI-RADs 3 类甲状腺结节就会知道这个甲状腺结节基本是良性的，恶性可能性小。目前由体检 B 超发现 TI-RADs 3 类甲状腺结节的病人很多，所以像案例中那样，常听见和看见周围亲朋好友得甲状腺结节的情况很常见。这类 TI-RADs 3 类甲状腺结节如果长得并不大，也不快，没有压迫到气管，影响呼吸，病人没有任何感觉，每 6 个月定期随访复查甲状腺 B 超就可以了。

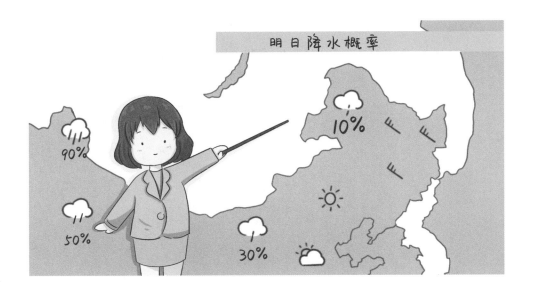

表 1-1　甲状腺 B 超报告中 TI-RADs 分类

分类	评价	超声描述	恶性危险程度
1	正常甲状腺	甲状腺内无任何结节	0
2	良性甲状腺结节	甲状腺结节囊性为主，符合良性结节的表现形态规则、边界清晰	< 2%
3	可能良性甲状腺结节	呈现良性甲状腺结节表现，但有不典型表现：结节形态规则，边界清晰的良性结节	< 5%
4	可疑恶性甲状腺结节	恶性表现：低回声或极低回声，单发、纵横比 > 1、细砂样钙化、血流丰富、回声不均匀	5%～85%
4A		具有 1 种恶性表现	5%～10%
4B		具有 2 种恶性表现	10%～50%
4C		具有 3 种恶性表现	50%～85%
5	典型恶性甲状腺结节	具有 4 种及以上恶性表现	85%～100%
6	穿刺已经肯定甲状腺癌	已经被病理证实的甲状腺癌	100%

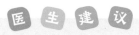

医 生 建 议

　　甲状腺 TI-RADs 3 类意味着甲状腺结节恶性可能性小，95% 以上的 TI-RADs 3 类甲状腺结节是良性的，恶性概率 < 5%。

2

去年检查结果是TI-RADs 2类，今年为什么变成3类？是恶化了吗

其实这个问题非常经典，在门诊被病人问到的频率也非常高。甲状腺TI-RADs分类是医生判断甲状腺良恶性分类的标准，所以其本质是恶性概率分类。参照表1-1可以发现TI-RADs 2类恶性概率基本为2%，而TI-RADs 3类的恶性概率 < 5%。因此，从概率上而言，这些甲状腺结节的良性概率分别是98%和95%。当然完美主义者在了解这些真相后，还是会非常介意TI-RADs 2类变成TI-RADs 3类的结论，其实，这种担心没有太大必要。

病人还会遇到这样一种情况：去第一个医院做甲状腺B超，报告显示甲状腺TI-RADs 2类，但换一个医院再做B超甲状腺结节被升级为TI-RADs 3类是什么原因呢？其实出现这种情况的原因是TI-RADs 2类和3类甲状腺结节在B超形态上有很多相似之处。B超是个主观性检查，不同的B超医生判断结节时候有个人主观因素存在。因为B超检查是由"人"拿着B超探头来看甲状腺结节，由"人眼"的观察甲状腺结节在超声下的不同表现，然后由"人脑"给出

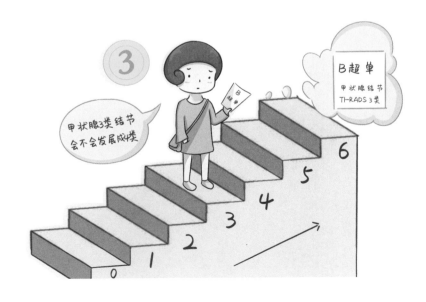

检查结论。另外，B超探头的方向不同、角度不同、按压力度不同都可能引起B超结论一定的区别。我们可以把它比喻成足球比赛，足球赛中的裁判永远是争议的焦点，因为裁判毕竟是人，一些动作"可判可不判"，不同裁判也会有不同的意见一样。100个人眼里有100个哈姆雷特。当然经过专业训练的B超医生们不会这么离谱，但在给结论时存在2类或3类这样小的分歧，也是可以理解的。因此TI-RADs 2类和3类甲状腺结节都只要保持每年定期随访复查B超即可，说不定下次复查时结论又打回2类也是有可能的。

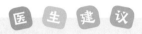

医 生 建 议

　　甲状腺结节出现TI-RADs 2类变为TI-RADs 3类的情况并不需要特别担心，TI-RADs 2类和3类甲状腺结节都属于大概率的良性结节，一般每6个月定期复查即可。

3 / TI-RADs 3类甲状腺结节需要治疗吗

由于TI-RADs 3类甲状腺结节有95%以上的良性概率，所以大部分TI-RADs 3类甲状腺结节病人半年定期随访即可。一般建议每6个月左右，最好同一个医院复查甲状腺B超。为什么选同一家医院？因为方便医生将现在的甲状腺结节的大小及形态变化同以前的做对比，这样报告的准确度可以增加。如果甲状腺结节的TI-RADs分类还是3类以下，大小、形态也没有特殊变化，则可继续随访。如果去不同医院，建议有心的病人最好按照时间顺序将以往做过的甲状腺B超报告整理留存好，方便医生在评估甲状腺结节的时候进行对比。这样动态参考过去一段时间以来甲状腺结节的变化，以便于做出更准确的判断。如果TI-RADs 3类甲状腺结节体积已经很大（如≥2 cm）、突出颈部，影响外观，或向内生长压迫食管、气管和血管神经，造成吞咽困难、气道偏移、呼吸困难，或相应血管、神经的症状，就需要进行手术或消融治疗。

对于良性甲状腺结节的治疗包括：传统手术切除、腔镜微创切除和热消融术。在曾经只有传统手术方式可选择的时代，手术治疗有症状的良性结节往往需要在颈部留下一道瘢痕，对于瘢痕体质或者对美丽有完美要求的病人而言，手术和不留瘢痕往往是鱼与熊掌不可兼得的难题。随着技术的升级和理念的更新，对于穿刺证实良性的较大甲状腺结节，腔镜下甲状腺切除术和热消融术可以获得和良好的效果，使得爱美或者想保甲状腺功能的病人鱼与熊掌可以兼得。

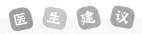

医 生 建 议

TI-RADs 3类结节大概率为良性，一般无需特殊处理，保持定期复查甲状腺B超即可。如出现甲状腺结节增大，影响外观或伴随压迫症状，可考虑行手术或消融治疗。

4 / TI-RADs 3类甲状腺结节会变成4类吗？
会恶变吗

《三字经》里说"人之初，性本善""苟不教，性乃迁"，认为人在出生时都是天性向善的，而恶人是因为没有收到良好的教育才变恶的。在甲状腺结节中却并非如此。有的甲状腺结节并非一开始都是良性，一般地说，恶性甲状腺结节从诞生之初其本质就是恶性的，而良性甲状腺结节，在随访的过程中哪怕出现体积的增大，其性质仍然能大概率保持良性。因此TI-RADs 3类甲状腺结节长大就变成TI-RADs 4类甲状腺结节这种说法并不对。但是确实有些病人遇到过以前TI-RADs 3类甲状腺结节后来变成了TI-RADs 4类，那么这又是什么原因呢？我们可以对这种情况进一步分析：

（1）这个甲状腺结节从一开始就是恶性的，但因为刚开始萌发，甲状腺结节体积太小，甲状腺B超检查时候下恶性特征不明显，所以B超医生认为甲状腺结节属于TI-RADs 3类。然而随着时间的推移，该恶性甲状腺结节逐渐长大，其恶性特征逐渐显露，如边界不清，内部不均匀，纵横比大于1，钙化等，因此后期随访复查时，B超医生发现了这些特征，改变了对这个甲状腺结节的TI-RADs分类，就变成4类了。

（2）甲状腺结节其实还是良性，然而B超看上去却有些与恶性甲状腺结节类似的特征。这些"不太讨巧"的特征使得B超医生给予病人TI-RADs 4类分级。

（3）原来的甲状腺结节确实是TI-RADs 3类，但在随访复查的过程中，这个甲状腺结节附近生长出了新的恶性甲状腺结节，其特征符合TI-RADs 4类。因此，原本甲状腺结节仍然是良性，只是多了一个恶性的邻居，所以在复查中B超医生给予TI-RADs 4类甲状腺结节的分级。

（4）长期生长的甲状腺结节，内部部分细胞发生了恶变。就像树上的苹果，从青涩的小苹果长到大苹果，直到出现局部烂斑是一样的道理。

因为有上述可能的存在，因此需要定期对TI-RADs 3类甲状腺结节进行随访复查。如果随访复查过程中原来报告中TI-RADs 3类的甲状腺结节变成了TI-RADs 4类的甲状腺结节，一般建议行B超引导下甲状腺结节细针穿刺活检，根据穿刺活检结果，进一步判断甲状腺结节的性质。让良性甲状腺结节"沉冤得雪"，也让恶性甲状腺结节"无处遁逃"。

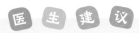

　　甲状腺TI-RADs 3类甲状腺结节中良性可能性为95%，一般临床建议半年定期随访复查甲状腺B超。如果在随访过程中发现TI-RADs 3类甲状腺结节出现分类升高，达到TI-RADs 4类或以上的分类时，就需要关注是否存在恶性病变，建议行B超引导下甲状腺结节细针穿刺活检来明确诊断，决定后续诊疗方案。

5

颈部淋巴结显示是什么意思？是意味着有颈部淋巴结转移吗

病人看了 B 超报告上写着"颈部淋巴结显示"，特别是 B 超医生如果标注了淋巴结的大小，就会更加怀疑自己是不是已经出现了淋巴结转移。其实，"颈部淋巴结显示"这个结论几乎等同于颈部淋巴结正常，没有出现淋巴转移。

（1）其实颈部淋巴结是每个正常人都存在的。无论正常或者异常的颈部淋巴结都可以被 B 超检查到。导致颈部淋巴结肿大的原因很多，如急性、慢性淋巴结淋巴瘤，或者甲状腺癌淋巴转移等。这时候 B 超医生就会在报告中特意标注"淋巴结肿大性质待查、淋巴结肿大 MT 可能"等字样。因此，如 B 超报告上只有"颈部淋巴结显示"，说明这些淋巴结都是正常的，不需要担心。

（2）一般临床上医生开具完整的甲状腺 B 超检查，通常包括甲状腺、甲状旁腺、颈部淋巴结。B 超医生收到开具的检查后，就需要按照这些项目逐个完成检查，因此 B 超报告中需要包含每个部位的检查结论。哪怕这些部位检查结果都是正常，也需要根据要求进行描述，如淋巴结的大小，是否有淋巴门等。结论中需要留下相关文字来证明这一项目已检查。如果 B 超医生因为淋巴结检查正常，就不书写"颈部淋巴结显示"这一结论，临床医生读报告时就会疑惑到底是颈部淋巴结正常没问题，还是 B 超医生疏漏，没有检查颈部淋巴结。所以用通俗的语言描述"颈部淋巴结显示"，就是 B 超医生对淋巴结的总结记录，意味着告诉临床医生，这些颈部淋巴结都被检查过了，没啥问题。

如果在 B 超的淋巴结检查结论中，除了"颈部淋巴结显示"以外，还有后续其他文字描述，如淋巴结肿大、淋巴结 MT 等，就需要请专科医生进行报告解读和判断了。

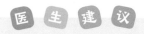
医 生 建 议

　　B 超报告里的"颈部淋巴结显示"代表颈部淋巴结已检查完毕，淋巴结没有无特殊异常。如果在这一结论后出现其他不明白的文字，可以请专科医生来帮助解读。

6

甲状腺体检时做什么检查最好？ CT和磁共振（MRI）是不是比B超更好

一部分"不差钱"消费者的消费观念就是"贵的东西肯定更好"，所以他们信奉"只买贵的，不买对的"。然而，在医学检查项目里，贵的项目并不一定是最适合的，每种检查项目有各自适合的疾病，以及适合的部位和适合的人群。其实甲状腺检查最经典的就是甲状腺B超，所以无论一般单位体检，还是针对甲状腺的专业检查都首选甲状腺B超。甲状腺B超的优点有：图像分辨率高，判断准确，完全无创，还非常便宜，可谓白菜价。因此，甲状腺B超在甲状腺结节的诊断中的性价比要比CT或者磁共振高多了。如果甲状腺B超发现甲状腺TI-RADs 4类以上，则可以进一步选择B超造影或者B超引导下甲状腺结节穿刺，而并非去不同医院反复做甲状腺B超或做CT和MRI。

难道老百姓所熟知的CT和磁共振等项目在甲状腺检查中都没有用吗？CT和磁共振当然有它们重要作用。如医生评估甲状腺癌与颈部血管、气管和食管之间的关系时，就需要借助CT或者磁共振来看清楚；评估颈部淋巴结是否存在转移是也需要CT或者磁共振的帮助。这2项检查可以更好地帮助医生明确转移淋巴结的位置和分布情况。不过，对于较小的甲状腺癌，甲状腺B超绝对是检查的首选，目前精密的B超机器可以发现小至1～2 mm的甲状腺癌。精细的甲状腺B超检查，可以更全面、更准确地评估甲状腺结节性质，为后续医生的精准治疗保驾护航。

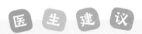

医 生 建 议

　　甲状腺B超是甲状腺检查的首选检查手段，它具有清晰、准确、无射线和便宜的优势。其他影像学检查如CT、磁共振等在特定检查目的下拥有各自的作用，可以作为甲状腺B超的补充检查，用来更全面评估甲状腺疾病及周围淋巴结的情况。

7

甲状腺"彩超"是不是比"B超"更好、更高级

"医生我要做的是彩超，是不是给我开的彩超？彩超比B超好是吧？"这"彩超二连问"常常让医生有点哭笑不得，却又不得不反复解释。可能出于彩电优越于黑白电视的记忆，很多人会从字面上理解"彩超"是不是比"B超"更好，以至于很多来医院复查的甲状腺结节病人会特别介意这一点，甚至要和医生反复确认，是否做的是彩超。

甲状腺B超的工作原理就是通过超声探头向甲状腺发射一组超声波，按一定的方向进行扫描。根据监测回声的延迟时间，和回声的强弱规律，观察、分析和总结反射规律，继而对甲状腺癌的部位和性质作出判断。B超发射的超声波遇到不同质地的组织会发生不同程度的反弹，在接收反射的B超波回声后在显示器上反映出所检查器官组织的图像，通常都是黑白灰图像，看上去的确类似于黑白电视机的图像。然而彩超并非字面意义上是如同"彩电"一样完全彩色图像的图片。彩超的全称是"彩色多普勒血流显像"，其实就是在黑白灰图像的普通B超基础上加上检测血流信号的模块，用红、蓝颜色分别标记动脉和静脉，亮度标识血液速度大小。

其实，几乎所有医院目前使用的甲状腺B超都配备了彩色多普勒血流显像功能，也就是拥有彩超模块。因此，无论做的是甲状腺B超，或是彩超，其实都是一样的。

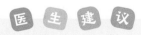
医 生 建 议

甲状腺"彩超"和"B超"只是对同一种检查的2种不同的称呼，其实就是目前常规开展的甲状腺B超检查项目。

8

去年的甲状腺B超检查结果是甲状腺囊肿，今年结果却是甲状腺结节，哪个更严重

在解释这个问题前，我们先用另外的几个问题来类比一下。不太懂汽车的人可能会问：保时捷和卡宴哪个比较好？不太熟悉历史的人可能会问：秦始皇和嬴政哪个比较厉害？这些问题都有一个特点，看似是两两比较，其实这个比较基本相同。如保时捷和卡宴其实是一个汽车品牌（保时捷）和特定型号汽车（卡宴）的比较，秦始皇与嬴政则是同一个人的不同称谓，不存在比较的条件。

那甲状腺囊肿和甲状腺结节哪个更严重这个问题呢？甲状腺内的肿块在不明确具体性质的前提下，无论良性、恶性、囊肿或者实质性可以统称为甲状腺结节；而如果进一步将甲状腺结节进行细分，那就可以根据甲状腺B超显示的甲状腺性质进一步细分为囊肿、恶性结节、良性结节或钙化等。

所以甲状腺囊肿和甲状腺结节，哪个更严重，并不用担心，只是B超医生对甲状腺肿物描述的方式不同而已。其实我们应该更关注TI-RADs分类（表1-2）。如果B超报告显示TI-RADs分类为1～3类，那么无论甲状腺B超的结论是甲状腺结节还是甲状腺囊肿都是良性的。这类甲状腺结节只要不明显长大、明显突出影响外观，或压迫气管出现呼吸困难，都可以每6个月随访甲状腺B超。

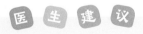

医 生 建 议

　　甲状腺结节和囊肿只是描述甲状腺结节的不同描述方式，不存在甲状腺结节比甲状腺囊肿严重之类的说法，大家更需要关注的是甲状腺B超报告中的TI-RADs分类。

表 1-2　甲状腺 TI-RADs 分类及恶性概率

TI-RADs 分类	恶　性　概　率
0	B 超无法判断，需要其他检查
1	0
2	< 2%
3	< 5%
4A	5% ～ 10%
4B	10% ～ 50%
4C	50% ～ 85%
5	85% ～ 100%
6	100%

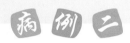

　　小李今年40岁，参加了单位组织的全身体检。第二天他接到了来自体检中心的电话，电话里体检中心医生告诉小李，他的甲状腺B超检查有点问题，建议他前往三甲医院进行进一步的检查。小李顿时紧张起来，一夜无眠后，次日赶往某三甲医院进行进一步复查。甲状腺B超结果显示：右侧甲状腺结节，直径15 mm，边界不清，内部不均匀伴细钙化，纵横比＞1，周围伴血流信号，TI-RADs 4C类，右侧颈部Ⅵ区淋巴结肿大伴淋巴门不清，转移可能。拿到报告的小李心存忐忑地走进甲状腺专科门诊的诊室，见到了医生，提出了以下的问题。

9 / 甲状腺结节边界不清是什么意思？是不是代表结节是恶性的

在谈论甲状腺边界不清是否和恶性相关这个问题以前，需要先了解甲状腺结节边界形成的原理。甲状腺良性结节一般都有完整的包膜，其生长也是在包膜内的膨胀性生长，结节的增大过程如同给气球充气，其边界由于包膜的膨胀，呈现出圆形或椭圆形外观，这种情况甲状腺良性结节的边界一般都是清晰的；而甲状腺癌则呈现侵袭性生长，会通过分泌溶解性物质，溶解周围正常腺体组织来拓展甲状腺癌的势力范围，这种像溶解出来的边界往往凹凸不平，因此甲状腺B超检查对于甲状腺恶性结节的描述显示出边界不清的结论。

但是单纯以甲状腺结节的边界来判断甲状腺结节良性、恶性是不够的。因为恶性甲状腺结节早期病灶较小时，很难看清边界是否清晰，因此可能会有甲状腺结节边界尚清的结论。另外，恶性甲状腺结节也有混合囊性的情况，这一类结节的边界也是清晰的。同样道理，如果甲状腺良性结节存在周围炎症，比如常见的桥本甲状腺炎，甲状腺结节边界可能由于炎症而导致甲状腺B超检查下显示出边界模糊，所以也会出现边界不清的结论。有的甲状腺良性结节由于内部囊液被自己慢慢吸收或穿刺抽液治疗后，甲状腺结节皱缩，如同泄了气的气球，包膜皱缩。这种情况下B超检查也会体现出边界不清的结论。

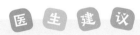

医 生 建 议

甲状腺结节边界清不清是判断甲状腺结节良性、恶性风险的主要因素之一。但不是唯一的因素，良性结节在一定情况下也会显示出边界不清的形态。判断甲状腺结节良性、恶性还需结合其他形态特征进行综合判断。

10

甲状腺结节大小和良性、恶性有关吗

其实甲状腺结节大小和甲状腺结节良性、恶性并没有一定必然联系。甲状腺良性结节可以很小、多发、生长缓慢，也可以生长迅速，甚至某一天内部出血迅速增大。但大部分甲状腺良性结节病人没有任何感觉，甚至都忽视它的存在。大的甲状腺良性结节会突出颈部影响外观，或者向内生长压迫气管、食管。

甲状腺恶性结节发生发展的早期，往往无任何症状。大部分甲状腺恶性结节初期生长速度也比较缓慢。随着体检和甲状腺 B 超检查的普及，大部分甲状腺恶性结节都是在 B 超检查中被发现的。但是，甲状腺恶性结节也有生长迅速的类型，在几个月内迅速长大，出现压迫气管、食管、血管和神经，导致呼吸困难、吞咽梗阻、声音嘶哑和疼痛等情况。

所以，甲状腺结节不能以单纯甲状腺结节的大小或者生长快慢论良性、恶性，而且甲状腺 B 超的 TI-RADs 分类中并没有将甲状腺结节的大小作为鉴别甲状腺结节良性、恶性的主要因素。判断甲状腺结节良性、恶性主要参考 TI-RADs 分类的结论。

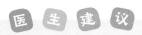

医 生 建 议

甲状腺结节的良性、恶性不以大小论英雄，要判断甲状腺结节的性质还需要参考甲状腺 B 超检查中的 TI-RADs 分类。

11

甲状腺结节钙化是恶性的表现吗？
甲状腺结节有了钙化是不是就不好

临床上经常会看到甲状腺B超报告里有"甲状腺结节伴钙化"的描述。甲状腺结节伴钙化作为甲状腺B超检查报告中的一项特征被越来越多人关注，甚至经常会遇见"谈钙化色变"的病人，如一经检查发现自己甲状腺结节伴钙化，可能听人家说钙化不好或者既往对甲状腺B超检查略有经验，觉得钙化即恶性，就为自己直接下了"甲状腺癌"的诊断，陷入焦虑和恐惧的情绪中，那是不对的。其实，甲状腺结节钙化是甲状腺B超检查对甲状腺结节内部情况进行的描述。甲状腺结节出现钙化并不能直接用来得出甲状腺结节是恶性的结论。需要仔细阅读甲状腺B超报告，分析甲状腺结节内钙化的具体"长相"，可以比喻成"面相看人"。

甲状腺结节钙化可以分为粗大钙化和细砂样钙化。粗大钙化通常来自甲状腺结节生长过程中，囊内组织出血后血肿机化，以及坏死组织吸收后钙盐沉积，而在局部出现的钙化。我们可以比喻成随着结节生长过程中产生的大块的没有完全处理掉的"建筑垃圾"，因此这类粗大钙化较常见于甲状腺良性结节，有时候会形成1 cm、2 cm的单个的钙化灶，或者是环形的钙化斑，这种情况往往存在于甲状腺良性结节。

其实细砂样钙化或多发点状钙化才是需要高度关注的，因为此类钙化是甲状腺恶性结节的重要信息。我们用手捏起一把黄沙，把它细细的洒在桌子上，看到密密点点就和细砂样钙化或多发点状钙化很像。细砂样钙化或多发点状钙化常见于甲状腺癌细胞。甲状腺乳头状癌中的特征性表现就是细砂样钙化或多发点状钙化，可以理解为是伴随甲状腺癌生长代谢而产生的"排泄物"。甲状腺B超检查时可以看见许多亮晶晶的钙化点。这也是诊断甲状腺恶性结节的重要依据之一。

当然甲状腺B超评估甲状腺结节性质不只参考钙化这一条，还需要参考甲状腺结节边界是否清晰，质地是否坚硬，血流信号是否丰富，纵横比是否 > 1 等一系列因素，进行综合判断。当然，B超检查报告中发现甲状腺结节伴钙化字眼时，如果自己无法搞懂，还是可以到正规医院作进一步检查。由专业的医生通过甲状腺B超对甲状腺结节进行综合评估，得出TI-RADs分类。

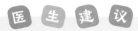

　　粗大钙化多来源于较大甲状腺良性结节的退化和钙盐沉积，并无大碍。细砂样钙化和多发点状钙化多发生于甲状腺乳头状癌，值得被关注。

12

甲状腺结节纵横比 > 1是什么意思

甲状腺结节纵横比也是一种对甲状腺结节的形态描述。纵横比 > 1的甲状腺结节，在甲状腺B超图像里显示为"站着的"的甲状腺结节，这种站立的情况意味着可能是甲状腺癌；而纵横比 < 1的甲状腺结节，在甲状腺B超下的形态则接近于"躺着"，这种样子的甲状腺结节良性可能大。我们可以把甲状腺结节比喻成鸡蛋。竖起来的鸡蛋就类似于纵横比 > 1的甲状腺结节，而横过来的鸡蛋就像纵横比 < 1的甲状腺结节。因此如果长得像站着的鸡蛋，这个甲状腺结节可能是恶性的；如果横着的鸡蛋，那这个甲状腺结节可能甲状腺良性结节。

纵横比 > 1的确属于甲状腺恶性结节的相关表现，但也只是B超医生判断甲状腺结节良性、恶性的一项参考指标。就像脸长得恶的也有可能是好人，脸长得美的也可能是恶人一个道理。是判断甲状腺结节良性、恶性还需要综合各项可能与其相关的因素，如边界不清、质地硬、血流信号丰富和细砂样钙化等来综合判断，给出关于甲状腺结节良性、恶性概率的评价，也就是甲状腺B超报告里的TI-RADs分类。

关于甲状腺结节纵横比 > 1为何是恶性相关的原因，目前尚没有定论，有很多说法尝试去解释，其中一种是"舒适圈"理论，甲状腺内组织结构层次主要是横向，甲状腺良性结节更倾向于在同一层次横向生长"躺平"。甲状腺恶性结节由于侵袭性更强，"进取心"更强，会跨越层次生长。这种跨层次生长在B超图像上就表现为纵横比 > 1。

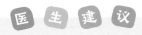

医 生 建 议

　　甲状腺结节纵横比 > 1是B超医生评估甲状腺结节恶性概率的一项重要因素，但需同时结合甲状腺结节边界、内部质地、血流信号和细砂样钙化等因素综合判断后给出甲状腺B超报告里的TI-RADs分类。

13

甲状腺结节可见血流信号是什么意思？
是不是不好

　　如果把甲状腺本身比作土壤，那甲状腺结节就像是土壤里长出来的土豆。土豆需要得到灌溉才能迅速生长，甲状腺结节也一样。甲状腺结节的生长需要有血管滋养，滋养血管越多，血流信号就越丰富，甲状腺结节被灌溉滋养后生长就越迅速。其实较小的甲状腺良性、恶性结节一般都生长缓慢，如几年随访下来，甲状腺结节的体积变化不大，或者甲状腺结节内含有囊液的，这些甲状腺结节对血管的滋养要求也比较"佛系"，所以血流信号就会不明显，甚至看不见。一般B超显示其内部血流信号不明显；其实较大的甲状腺结节无论良性、恶性，都会出现"可见血流信号"或者"血流信号丰富"等情况，因为能长大说明它们对血管的滋养需求都比较"贪婪"。血流丰富也是甲状腺结节长大迅速的原因之一。甲状腺良性结节、甲状腺恶性结节、甲状腺急慢性炎症或甲亢病人，B超都会显示甲状腺结节周围和内部有血流信号。甲状腺结节的TI-RADs分类除了需要考虑甲状腺结节的血流信号，还需要包含其他因素（如甲状腺结节边界、质地、纵横比和钙化等）。仅凭B超报告上"可见血流信号"就判断甲状腺良性、恶性结节太武断。

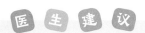

医　生　建　议

　　较大的甲状腺良性、恶性结节周围血流信号也是判断甲状腺结节良性、恶性倾向的因素之一，恶性结节相对存在较丰富的血流信号。最终B超判断甲状腺结节良性、恶性可能需结合结节的边界、质地、纵横比和钙化情况等，综合给出关于甲状腺结节恶性概率的评价，即TI-RADs分类。

14 / 颈部Ⅵ区淋巴结转移算不算晚期

尽管甲状腺癌有着人称"懒癌"的江湖地位，但甲状腺癌还是属于恶性肿瘤，也有转移的可能性。就拿最常见的甲状腺乳头状癌来说，其最容易产生淋巴结转移。人类的颈部是神经、血管、淋巴管及淋巴结特别密集的区域，好比大型城市地下的各种管道星罗棋布，如水管、煤气管、下水道和高压线等，功能各不相同。解剖学家为方便区分，为颈部淋巴结做了分区，以罗马数字Ⅰ～Ⅶ为名称分为7个区。这种颈部淋巴结分区的命名方式是从颈部自上而下命名的。

但是甲状腺癌的淋巴转移并不是按照颈部淋巴结Ⅰ～Ⅶ区的顺序转移的。颈部Ⅵ区淋巴结是最靠近甲状腺的中央区淋巴结，就在甲状腺的周围，因此仅仅只有颈部Ⅵ区淋巴结转移，而其他区域安好的话，说明甲状腺癌细胞的转移刚发生在家门口附近，还没走远，所以颈部Ⅵ区转移并不是所谓的晚期。

当然，这部分病人就需要手术治疗，不能再继续随访了。手术中切除甲状腺肿瘤以后，需要行颈部Ⅵ区淋巴结清扫，来根治颈部Ⅵ区转移的淋巴结。通常这类手术不需要额外扩大切口，属于打扫完家里，再清扫一下门口的行为。

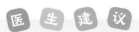

医 生 建 议

颈部Ⅵ区淋巴结转移虽然看上去数字大，但是确实甲状腺周围淋巴结，如果出现颈部Ⅵ区淋巴结出现转移并不是属于晚期，手术就可以根治，无需过分担心。

15

为什么需要甲状腺 TI-RADs 分类呢？
应该怎么看

　　甲状腺 B 超检查具有便捷、无辐射、无创的优点，被认为是甲状腺检查的"金指标"。因此甲状腺体检和甲状腺癌术后复查都首选甲状腺 B 超。但随着甲状腺 B 超在体检和筛查中的推广，越来越多的已经做了甲状腺 B 超的人，会发现报告看不懂或一知半解，因此感到困扰。老百姓面对自己的报告单，往往每个字都想搞懂。甲状腺结节是良性还是恶性的？需要手术吗？会突然变成恶性的吗？ TI-RADs 分类的数字究竟是什么意思？这些是医生们在门诊经常遇到并需要反复向不同病人解释的问题。

　　为什么需要甲状腺 TI-RADs 分类呢？ B 超在使用的初期，由于器材分辨率限制、甲状腺 B 超医生观点不同，以及没有统一标准来评估甲状腺结节，因此常有不同医院、不同性格的医生，写的甲状腺 B 超五花八门。有些比较自信的"实力派"医生会通过对甲状腺结节形态上的评估，在甲状腺结节的结论后加上"良性可能""恶性不能除外""恶性可能性大"的意见；但也有一些"婉约派"医生，虽然对甲状腺结节的性质有主观判断，但出具的结论措辞委婉，需要反复细品才能猜出其中的含义，比如"建议随访"代表良性可能，"建议密切随访"代表恶性可能，"建议手术"则代表结节恶性可能性大；还有些不愿意承担风险的医生或者不严谨的体检，甲状腺 B 超结论只有毫无感情的"甲状腺结节"几个字，完全不附带任何诊断或者评判。这些甲状腺 B 超报告都会使临床医生都非常为难：这甲状腺结节到底考虑良性还是恶性？是做手术还是随访？也使得病人很疑惑，容易反复比对抠字眼。

　　甲状腺 TI-RADs 分类的出现，使得甲状腺 B 超报告描述、书写和诊断有了比较统一的标准。这个标准汇总了甲状腺 B 超检查下甲状腺结节的各类因素，如甲状腺结节大小、边界、纵横比、血流信号和钙化等因素。每一项都有打分。甲状腺 B 超医生根据综合评分结果来给予甲状腺 B 超检查报告，即甲状腺 TI-RADs 分类里的数字（0 ～ 6 类）（表 1-3）。其原理类似于升学考试，通过语文、数学、外语、物理、化学等多门学科的考试，各科考试成绩汇总后，评估学生的学习效果，然后给予分档升学。

甲状腺结节根据不同等级的分类，进入不同的临床处理流程，如定期复查、手术或其他治疗。甲状腺TI-RADs分类的本质是通过甲状腺B超检查对甲状腺恶性概率进行评估，不同分类的数字代表甲状腺结节的恶性概率。有利于医生决定后续诊疗方案。这种分类和天气预报里的降水概率类似，通过降水概率来告诉人们出门是不是需要带伞。当然，即使降水概率只有5%，也有小概率下雨的可能，所以即使甲状腺B超报告显示甲状腺结节恶性概率＜5%，也有小概率甲状腺癌的可能，所以医生会提出让病人6个月后定期随访的建议。任何检查只要有人为因素存在，就不可能达到100%准确。

甲状腺B超提示甲状腺TI-RADs 1～3类，一般甲状腺良性结节可能性大，大多临床无需特殊处理，行6个月定期复查甲状腺B超。但如果这类甲状腺良性结节体积较大，突出皮下影响外观，或者向内生长压迫气管、食管、神经或其他结构引起相应症状，这时尽管甲状腺TI-RADs分类为1～3类，但出于解决其影响外观，或压迫症状的目的，手术、消融等外科治疗有时也是有必要的。甲状腺B超提示TI-RADs 4～6类的甲状结节，恶性概率逐级递增。一般4类以上的甲状腺结节，建议后续行B超引导下甲状腺结节细针穿刺，抽取病灶内的细胞进一步送检病理，通过病理结果进一步评估甲状腺结节性质。

表1-3　甲状腺B超报告中TI-RADs分类

分 类	评 价	恶性危险程度
1	正常甲状腺	0
2	甲状腺良性结节	＜2%
3	可能良性甲状腺结节	＜5%
4	可疑恶性甲状腺结节	5%～85%
4A	低度可疑恶性甲状腺结节	5%～10%
4B	中度可疑恶性甲状腺结节	10%～50%
4C	高度可疑恶性甲状腺结节	50%～85%
5	典型恶性甲状腺结节	85%～100%
6	穿刺已经肯定甲状腺癌	100%

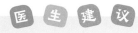

医 生 建 议

　　甲状腺TI-RADs分类是甲状腺B超诊断甲状腺结节恶性概率的规范化评估方式，有助于协助临床医师了解甲状腺结节良性、恶性的性质，方便指导后续诊治方案。

16

甲状腺弥漫性改变是什么意思？甲状腺弥漫性伴血流信号丰富要紧吗

甲状腺B超报告里的弥漫性改变不需要望文生义，以为甲状腺里布满了病灶，甚至误以为得了无可挽回的重病。其实，甲状腺弥漫性改变本质上只是甲状腺质地比较粗糙，可以类比为人的皮肤有粗糙和细腻之分。甲状腺B超下的甲状腺弥漫性改变通常见于甲亢、甲减或桥本甲状腺炎。当然，有时正常甲状腺也可能存在甲状腺B超下显示这种质地。

通常情况下，甲状腺弥漫性改变是个长期而缓慢的过程，就像罗马不是一天建成的一样。大多因为病人体内甲状腺激素过高或过低，甲状腺相关抗体异常升高导致。这些因素常导致甲状腺先轻度增大，出现弥漫性改变，然后体积进一步增大，最后容易产生甲状腺结节。

甲状腺弥漫性改变时往往会伴丰富的血流信号？其实这种情况类似于跌倒磕伤膝盖皮肤一样，受伤的局部皮肤会出现红肿热痛，因为受伤部位局部毛细血管扩张并充血。因此当甲亢或桥本甲状腺炎时，病人自身产生的抗体会破坏甲状腺滤泡，继而产生类似炎症反应，甲状腺内的毛细血管也会扩张充血，所以会有丰富的血流信号。在甲状腺B超检查中就会表现出来甲状腺弥漫性改变伴血流信号的情况。

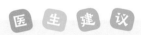

医 生 建 议

甲状腺弥漫性本质是甲状腺质地的粗糙，多见于甲亢、甲减或桥本甲状腺炎。当甲状腺激素增多或甲状腺抗体升高，会使得甲状腺内血管扩张，血流信号丰富。

17

做完甲状腺B超为什么还要再进行甲状腺超声造影呢

很多人都知道CT检查分"平扫"和"增强"2种，区别在于CT检查时是否在静脉内注射造影剂。因为注射造影剂后再进行CT扫描，可以更清楚评估组织结构或者肿瘤形态，以及血供情况，比不注射造影剂的CT平扫检查能够更准确评估病灶。因此B超造影其实也是B超"增强"检查。有时候一般甲状腺B超检查对于病灶的性质吃不准或看不清，难以判断良恶性。如果想要提高诊断准确性的病例，就可以选择甲状腺超声造影。甲状腺超声造影原理上与增强CT相似，但是造影剂的种类并不同，所以对于碘造影剂过敏的病人也可以放心使用。甲状腺超声造影检查是在甲状腺部位利用造影剂使后散射回声增强，明显提高超声诊断的分辨力、敏感性和特异性，用于反映和观察甲状腺组织血流灌注情况，有利于判断甲状腺结节形态、大小、边界等信息，能对甲状腺良性、恶性结节进行诊断，为精确诊断提供有效的信息。

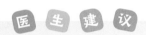

甲状腺超声造影是注射超声造影剂后进行甲状腺B超检查，造影可提高B超诊断甲状腺结节性质的准确性。

第二章

病人对甲状腺穿刺的顾虑

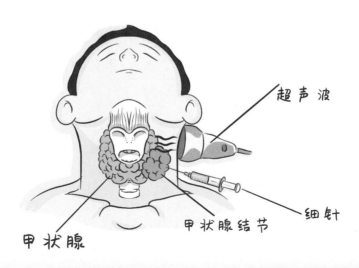

小陈刚拿到自己的甲状腺B超报告，上面显示：右侧甲状腺中下极甲状腺结节8 mm，边界不清，内部不均，纵横比＞1，见血流信号，TI-RADs 4B，Ⅲ区淋巴结肿大性质待定。看到这个报告小陈不淡定了，因为他知道甲状腺B超报告上的4类意味着甲状腺癌。小陈去医院咨询医生。医生看了小陈的甲状腺B超报告后，告诉他右侧甲状腺结节TI-RADs分类为4B，存在50%左右的恶性，建议小陈做一个超声引导下的甲状腺结节细针穿刺，抽取甲状腺结节中的细胞进行病理检查来评估这个甲状腺结节是否为恶性。小陈听说需要做甲状腺结节穿刺，不由有些害怕——怕疼、怕穿刺不准、怕甲状腺癌细胞因为穿刺而扩散了，因此有些犹豫。小陈问医生能不能直接手术？医生把穿刺的利弊和小陈做了分析。

1

什么样的甲状腺结节需要做穿刺活检呢

简单而言，两种甲状腺结节需要做甲状腺穿刺活检：一种是甲状腺B超显示存在恶性可能的甲状腺结节，需要进一步证实，但无法完全确定结节为恶性的；另一种是良性结节需行治疗，排除恶性后才能治疗。

俗话说相由心生，通过一个人的外貌气质等因素，也许可以大致判断其品行，以及是不是"好人"或"坏人"，但这种评价模式也存在局限性，毕竟另一句俗话说"人不可貌相"，一部分坏人会伪装成道貌岸然的好人模样，而有些不修边幅的好人则看起来有点坏，需要进一步调查其实际情况，才能为其定性"好人""坏人"。同样对于甲状腺结节而言，B超检查分类为TI-RADs 4类以上结节，超声形态评估上提示甲状腺结节存在恶性可能。如何再进一步证实良性、恶性呢？需要通过甲状腺穿刺活检，抽取结节内一定量的组织或细胞进行病理检验，来获得更准确的对结节性质定性的评估结果，从而制定后续治疗方案。

一部分良性甲状腺结节，由于结节增长迅速后造成皮下突出影响外貌，或向内压迫气管、食管或其他组织造成如呼吸不畅、吞咽不适等一系列症状，需要接受消融治疗改善症状和外观。对于这类热消融治疗而言，为了确保安全性，必须确保甲状腺结节为良性才能进行，所以在治疗前需要接受B超引导下甲状腺结节穿刺，为结节获得一张"良民证"后，才能够继续进行后续治疗。

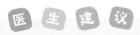

医 生 建 议

B超提示甲状腺结节恶性可能，但无法完全确定结节为恶性，或者甲状腺良性结节增长迅速或行热消融治疗前需排除恶性可能，都应当进行B超引导下甲状腺结节穿刺活检。

2

甲状腺穿刺活检疼吗？可以打麻药吗

一般人对疼痛感多少都会有所畏惧，因此无论是甲状腺穿刺、抽静脉血、打肌肉针或者静脉输液，如果你怕疼，请不必感到不好意思，这正说明你是一个正常的人类。

麻药绝对是医学史上的伟大发明，可以有效缓解疼痛。甲状腺穿刺时候当然也可以使用麻药，通常局部麻醉就够了。在准备穿刺的区域进行皮肤及皮下软组织区域打一点局部麻醉药物，就可以使这个区域的皮肤及皮下软组织感觉暂时被麻痹，因此病人接受甲状腺穿刺时会无痛感。甲状腺组织，由于本身没有感觉神经分布，因此只要局部皮肤和皮下组织没有疼痛的感觉了，穿刺时无论穿刺几针都不会产生痛感。

当然，打麻药的时候，刚开始推注麻药时还是会有轻微短暂的疼痛。但就在几秒后注射麻药的局部就不会有疼痛感了。很多人担心刚打完麻药还没起作用。其实局部麻醉药的起效时间非常快，根本无需等待10分钟以上。因为

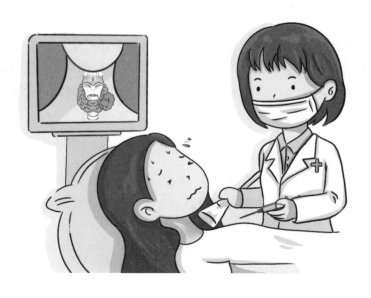

麻药注射速度很快、注射过程很短，而且麻药注射的针头一般也非常纤细。因此，这一过程对于大部分人而言绝没有任何问题，完全可以耐受。

有人会说自己甲状腺穿刺的时候医生并没有给注射麻药。这是什么原因呢？因为我们颈部皮肤对疼痛的敏感性远不如手指和足趾。因此，有时候医生会说打麻药也是一针，穿刺也是一针，打不打无所谓。但其实穿刺有时候需要穿刺1针以上，而且穿刺时医生需要迅速抽动针筒，来保证有足够的甲状腺细胞进入穿刺针内。而注射麻药可以消除病人的恐惧心理，对病人的情绪起到很好的安抚作用，所以建议甲状腺穿刺时可以注射局部麻醉药，病人也可以向操作的医生提出这个要求。

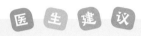

医 生 建 议

　　甲状腺穿刺时，医生一般都会给病人注射麻药，这样病人接受甲状腺穿刺时就不会感觉疼痛，全程一般无特殊痛感。局部注射麻药有利于病人对穿刺更好的配合，消除恐惧心理，确保甲状腺穿刺的顺利完成。

3

吃阿司匹林等抗凝药的病人做甲状腺穿刺活检应该如何停药？需要停多久呢

　　各种各样的原因需要长期口服抗凝药物，如冠心病、心肌梗死、脑梗死等。其中最常见的就是阿司匹林，其他还包括氯吡格雷、华法林、利伐沙班等药物。这类药物通过各种药理途径，使血液不容易凝结，以减少血栓形成以及相应的并发症与风险。但口服这类抗凝药物随之而来的就是"出血"的风险。甲状腺穿刺时口服抗凝药物带来的风险是甲状腺穿刺后容易引起局部出血，由于抗凝药物的作用，人体正常凝血功能被抑制，穿刺后甲状腺"伤口"内的血液存在不能凝结的情况，而会导致渗血或出血，从而形成颈部血肿。如果血肿越来越大，就可能对气管产生压迫，从而导致呼吸困难，危及生命。

　　正是因为这个原因，进行甲状腺结节穿刺前，需要对抗凝药物进行一定程度的调整。口服抗凝药物的病人，病情轻重以及原因各不相同。有些口服抗凝药物可能是预防血栓形成，停用一段时间可能不会造成严重后果；而有些口服抗凝药物目的是控制已经形成血栓，因此停药后由于血栓会继续生长，可能造成原来疾病的加重，如最近刚安装了心脏冠状动脉支架的病人。

　　甲状腺穿刺前首先需要由专科医生来判断抗凝药物"能不能停"，如果停药后对原来疾病无太大影响，就可以在甲状腺穿刺前5天停抗凝或抗血小板聚集药物：如阿司匹林、氯吡格雷（波利维）、华法林、利伐沙班等。如果因为原来的疾病不能停止抗凝，则需要在甲状腺穿刺活检前5天停止抗凝或抗血小板聚集的药物，再改用对甲状腺穿刺影响较小的肝素类抗凝药物进行注射替代，并在甲状腺穿刺当天停药。如果甲状腺穿刺活检后1～2天后无明显局部出血、血肿情况，即可恢复原来抗凝药物的使用。

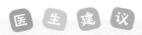

医 生 建 议

　　甲状腺穿刺前，需要停止抗凝或抗血小板聚集的药物5天。如因为病情需要不能停止抗凝治疗，则需在停用口服抗凝药物期间，使用影响较小的肝素类药物进行替代。穿刺后1～2天后确认无出血情况后，恢复使用原抗凝药物抗凝即可。

4

甲状腺穿刺有什么风险？会不会误伤到血管神经

　　甲状腺穿刺活检是安全、微创、简便有效的。是医生采用B超引导进行的精细、精确的穿刺操作。甲状腺B超不但是甲状腺检查的"金指标"，在甲状腺结节穿刺时也起到了穿刺医生"眼睛"以及"瞄准镜"的作用。狙击神枪手百发百中的秘诀是"三点一线"原则，即眼睛-瞄准镜-靶子三点一线，可以保证射击精确度。甲状腺结节穿刺也遵循三点一线原理。由B超锁定甲状腺结节，随后遵循B超探头-穿刺针-甲状腺结节三点一线原则进行甲状腺结节穿刺活检。这一方法既可以保证穿刺针精确命中需穿刺的甲状腺结节，又可以保证避开甲状腺周围的重要的血管和神经。所以理论上甲状腺细针穿刺不会造成血管和神经等组织的误伤。当然，有时甲状腺结节位置比较"尴尬"，紧贴血管、神经，就需要有经验的穿刺医生更精细的操作，在命中目标的同时巧妙避免紧贴的血管神经等，防止发生损伤。

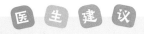

　　甲状腺穿刺是在B超引导下准确定位甲状腺结节，精确穿刺的。一般这类穿刺安全、微创、简便、有效，不会造成周围血管神经及其他周围组织的误伤。

35

5

甲状腺结节穿刺活检中，细针穿刺和粗针穿刺哪个好

解释这个问题前，有必要先介绍一下甲状腺结节穿刺的"武器"选择。军队攻城时会有"轻武器"和"重武器"2种作战武器。"轻武器"主要是士兵手持的枪支，优势是轻便、方便携带、攻击精确且相对廉价，射杀敌人同时可以尽可能避免伤及周围群众及房屋，但面对隐藏、伪装较好的敌人容易遗漏；"重武器"主要是火炮类覆盖面积广、杀伤力大、可以有效打击任何敌人，包括伪装埋伏的敌人，但容易伤害平民及造成周围房屋破坏。

甲状腺结节穿刺同样有"轻武器"和"重武器"2种选择。"轻武器"即甲状腺细针穿刺，也是目前甲状腺结节穿刺最常用的方式，操作一般采用穿刺针头，类似于平时最常用的抽血用注射器，在B超引导下穿刺到甲状腺结节的内部，真空抽吸甲状腺结节内的细胞。由于穿刺针口径较细，抽取到甲状腺结节里的细胞可以涂抹在玻璃片上，固定后放在显微镜下进行观察分析。病理科医生通过观察这些甲状腺细胞的形态是否符合恶性特征作出诊断。甲状腺细针穿刺的优势是针头比较细所以对于皮肤和甲状腺的损伤都较小，相当于打肌肉针的感觉；劣势是甲状腺细针穿刺抽取的甲状腺细胞量少，涂抹在玻璃上细胞有时候不能将甲状腺癌的特征完全展示出来，所以需要根据甲状腺细针穿刺细胞学结果解读（Bethesda分类）来解读。因为甲状腺细针穿刺存在一定的不确定性，所以会出现可能性诊断，如"滤泡性肿瘤、甲状腺乳头状癌可能"等结论。

"重武器"即甲状腺粗针穿刺，既用较粗的组织活检针进行甲状腺结节穿刺活检。组织活检针口径大，可以提取的甲状腺组织是"一整条肉"而不是细针穿刺的几个细胞。因此粗针穿刺组织量大，组织条结构完整，确诊度明显提升。但是劣势是粗针穿刺的针口径大，对甲状腺和周围组织的损伤也较大，成本较高。另一个劣势是，甲状腺组织血供丰富，容易出血，粗针穿刺容易导致出血并使颈部局部形成血肿。而且甲状腺结节的直径一般都比较小，粗穿刺针的长度和宽度可能已经超过甲状腺结节长度，导致周围甲状腺组织损伤过大。

当然由于受穿刺技术、结节位置、质地和病理解读技术的影响，这2种穿刺活检方法的准确度都不可能达到100%。手术切除全部甲状腺后进行完整组织的病理切片检测，才能最后确诊。这两种穿刺方法中，其实甲状腺细针穿刺已经可以满足绝大部分病人对甲状腺结节诊断的需求。

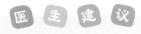

医 生 建 议

甲状腺B超引导下的甲状腺细针穿刺是诊断甲状腺结节的好方法，能够满足大部分甲状腺结节病人的确诊需求。粗针穿刺一般在细针穿刺无法确诊或者甲状腺癌较大时采用。

6

甲状腺结节穿刺活检的结论会不准确吗

甲状腺结节穿刺活检的确会存在无法准确诊断甲状腺结节性质的可能性，当然如由正规、经验丰富的甲状腺穿刺团队来做，这种可能性非常小。甲状腺穿刺结果和最终病理情况不一致，存在2种情况：① 甲状腺结节里确实有甲状腺癌成分，但是甲状腺穿刺结果却显示良性，这种情况被称为"假阴性"；② 甲状腺结节实际上是良性的，但穿刺结果却提示了恶性可能，被称为"假阳性"。

（1）为什么会出现"假阴性"呢？换句话说，病人不明白为什么已经做了穿刺却诊断不出来是甲状腺癌呢？原因可能有以下几点：① 甲状腺癌质地硬，有时候就像戳在岩石上，不容易被抽出，玻璃涂片上大部分是血液成分。② 甲状腺癌发生局部坏死或者含有囊液，因此穿刺出来的是坏死成分或者囊液。③ 甲状腺结节同时包含良性和恶性2种成分，甲状腺穿刺时只命中了甲状腺结节良性部分，而错过了恶性部分。这就好比买西瓜时，西瓜里一部分已经烂掉而另一部分是好的，在瓜摊用小刀切了一小块是好的，就认为是好瓜一样。④ 虽然穿刺时命中了甲状腺癌，但抽取出来的细胞长相温和，在显微镜下的模棱两可，不能完全确定甲状腺癌。⑤ 甲状腺结节的体积较小，导致甲状腺穿刺活检时瞄准甲状腺结节的难度增加，穿刺时没有触碰到甲状腺结节，精确度就会下降。⑥ 已经准确穿刺到甲状腺结节了，但是抽吸甲状腺细胞时，医生需要移动针尖，因此针尖随着抽吸动作出现偏移。

（2）为什么会出现"假阳性"呢？换句话说就是穿刺出来怀疑甲状腺癌，但是手术最终病理结果却不是癌。其实主要原因是甲状腺结节虽然是良性，但却具有一些恶性的特征。就是穿刺抽吸出来涂片的甲状腺细胞长得不好，比如存在乳头状结构、核沟或钙化等，这些特征使得导致病理医生看后觉得像恶性。

甲状腺结节穿刺需要经过经验丰富的医生团队配合才能更加精准。医生团队中经验丰富的甲状腺B超医生、神枪手穿刺操作医生和火眼金睛病理科医生的通力合作才可以达到精准。每一步操作都需要如履薄冰，仔细谨慎才能提高准确度。即使是最有经验的甲状腺医生团队，就像奥运射击冠军一样，依旧不能保证枪枪100%命中。这也是甲状腺结节穿刺的局限所在，不可避免。但是成熟有经验的甲状腺穿刺团队，可以最大程度降低甲状腺穿刺误判可能，提高甲状腺穿刺结果的准确率。

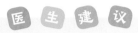

　　甲状腺穿刺结果的确可能存在小概率不符合，成熟有经验的医生团队会通过甲状腺B超、精确的甲状腺穿刺操作和仔细的病理读片，最大程度提高甲状腺结节穿刺活检结果的正确度。

7 甲状腺结节穿刺活检会导致甲状腺癌扩散转移吗

在很多人认为甲状腺结节穿刺就像一个灌满污水的水袋，穿刺时会被戳破。戳破后，水袋内的污水会因为破裂喷洒出来溅出一地，于是很多病人不愿意接受甲状腺结节穿刺活检。病人自己假想或听从周围亲朋好友意见认为甲状腺结节穿刺活检比较危险，会引起甲状腺癌的扩散转移。其实甲状腺结节里的细胞更类似于珍珠奶茶里的珍珠，通过吸管我们可以将珍珠吸出，但并不会导致珍珠在奶茶里及茶杯外四处泼洒。

其实，甲状腺穿刺会不会导致甲状腺癌转移的问题，在穿刺概念提出的早期已经被大家讨论过了。为此国内外专家还做了很多相关研究，这些研究均显示目前常用甲状腺结节穿刺活检技术并不会导致甲状腺癌的扩散转移，反而有助于医生通过最小的创伤完成对甲状腺结节的诊断，有利于后续治疗的判断。甲状腺结节穿刺活检的意义主要在于可以避免大批甲状腺良性结节病人接受甲状腺切除手术，保护了他们甲状腺功能不丧失。即使甲状腺B超报告中TI-RADs分类是4类甲状腺结节，也存在大批甲状腺良性结节，如甲状腺TI-RADs 4B类病人，甲状腺癌的概率是10%～50%，那还有50%～90%的病人甲状腺结节其实是良性的。术前甄别甲状腺结节的良性、恶性的意义就在于不放过甲状腺癌，同时也避免了甲状腺良性结节病人接受不必要的甲状腺切除手术，术后产生甲状腺功能低下，导致终身服药。

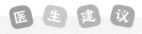

医 生 建 议

甲状腺结节穿刺活检作为一种成熟的诊断技术，不会导致甲状腺癌扩散转移，是诊断甲状腺结节良性、恶性的好方法，可以作为甲状腺B超后的进一步检查。

8

为什么有些看上去良性的甲状腺结节也需要做穿刺

这是个充满了哲学矛盾的问题，甲状腺结节是否为良性，通常需要甲状腺结节穿刺活检后做进一步病理才能明确。但有些病人在甲状腺穿刺得知甲状腺结节为良性后，却开始质疑甲状腺穿刺的意义。医生一般不敢说打包票的话，因为没有最后手术切除甲状腺，获得最终病理之前确实存在一定变数。对于TI-RADs 4类以上的甲状腺结节，一般都建议先做甲状腺结节穿刺活检，而不是直接手术。甲状腺结节穿刺活检的目的是对存在恶性概率的甲状腺结节进一步明确，抓住甲状腺恶性结节，还甲状腺良性结节一个"清白"。

大部分情况下 < 2 cm TI-RADs 2 ～ 3类甲状腺结节定期随访就可以，无需特殊处理。但有时候医生也会让比较大的TI-RADs 2 ～ 3类甲状腺结节病人去做甲状腺穿刺。那为什么甲状腺B超显示甲状腺结节95%以上是良性，仍需要去穿刺证明一下呢？这种情况通常存在于甲状腺TI-RADs 2 ～ 3类结节，体积较大，或者近期增长速度较快，突出影响外观、有压迫症状，或者甲状腺结节进行消融治疗前明确病理等。并不是所有的甲状腺恶性结节都长得很"邪恶"，有的长得也很温柔。有时候B超看上去是良性甲状腺结节，但是生长较快，1年之内体积增长超过20%，或者已经大于3 cm以上，就像树上的苹果，虽然看上去像好苹果，不咬开都不知道苹果内部已经出现了腐烂。所以针对这类变化明显的甲状腺结节需要穿刺活检明确性质。良性的甲状腺结节消融治疗之前也要做甲状腺穿刺来进一步证实性质。因为甲状腺结节热消融后可能存在甲状腺结节皱缩，形态改变，内部不均匀钙化，因此在甲状腺B超表现上可能和甲状腺恶性结节相混淆。因此治疗前必须完全确认甲状腺结节是的良性的属性。类似于通过甲状腺结节穿刺活检为甲状腺结节发一张"良民证"，以确保甲状腺热消融治疗安全有效地开展。也保证消融后随访过程中，不会因为甲状腺结节热消融后形态变化，而怀疑其是恶性甲状腺结节。

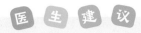

医生建议

　　较小的 TI-RADs 3 类甲状腺结节，可以先随访不需要甲状腺结节穿刺活检。对于 TI-RADs 2～3 类甲状腺结节，如体积较大，或者近期增长迅速，突出影响外观、有压迫症状，进行热消融治疗前，都需要甲状腺活检穿刺明确病理情况，来证实其良性属性，以明确甲状腺结节的性质和保证消融治疗的安全。

9

为什么穿刺确诊甲状腺癌，手术后还需要再做病理检查

在西瓜摊挑西瓜，民间有很多挑瓜"秘笈"，其中最广为流传的是"弹瓜术"，即拿起西瓜，用手指以各种姿势弹响瓜皮听回声，通过回声音调判断西瓜是否成熟。这一技巧好处是不用破瓜就能间接判断西瓜质量好坏，缺点是存在不确定因素，并且依赖经验。因此，即便是老手可能也有判断不准的情况。比"弹瓜术"判断西瓜质量更准确一些，是通过西瓜皮挖三角形的洞，取出部分西瓜瓤，通过看一看、尝一尝来判断这个西瓜的质量好坏。这种方法通过看西瓜的颜色，尝西瓜的味道，来判断整个西瓜的质量，大概率是准确的。但也有小概率不准确的情况，如没有吃到的另一部分西瓜并不好，甚至有点烂了。因此，最终西瓜质量如何，熟不熟，好吃不好吃，需要等买回家后劈开整个西瓜才能确定下来。

我们可以把上述买西瓜的故事类比成甲状腺结节穿刺活检。甲状腺B超检查甲状腺结节相当于"弹瓜术"，B超探头隔着皮肤通过超声波判断甲状腺结节良性、恶性，可以大致判断出甲状腺结节的良性、恶性如何；甲状腺穿刺活检相当于取了部分甲状腺结节内的细胞进行病理检查，来评估甲状腺结节的良性、恶性。这些都无法代替手术切除整个病灶后送检的切片病理结果来的准确。手术切除后的病理结果就相当于劈开了西瓜并全部吃光，西瓜质量如何才真相大白。

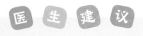

　　手术完整切除病灶后的病理结果最为准确，穿刺活检尽管可以在术前协助判断甲状腺结节性质，但其准确性还不足以完全代替手术切除后标本的病理结果。

10

为什么甲状腺结节穿刺活检时，还需要做基因检测

解释这个问题时候我们可以来做个比喻。如果把人按照是否犯罪区分，可以分为好人和坏人。坏人当中按所犯罪的内容和造成的社会影响，需要结合相应的犯罪证据，由法院最终定罪，并给予刑事处罚。因此，在定罪并给予其罪行的处罚时，提供能够充分的犯罪证据就显得格外重要。

同样甲状腺结节按病理性质也可分良性结节和恶性结节。甲状腺恶性结节即为甲状腺癌。甲状腺癌有一个非常喜的网名"懒癌"，导致很多人认为甲状腺癌是一种发展慢，不易复发转移的癌症。这种说法尽管有一定道理，但不全面，甲状腺癌中也有一部分恶性程度很高的，容易复发转移的。甲状腺恶性结节有时候会混迹于甲状腺良性结节中，或者甲状腺恶性程度高的结节企图在其他甲状腺"懒癌"中蒙混过关。如果按照对待甲状腺良性结节或者甲状腺"懒癌"的方式进行观察或者手术，就无法避免复发和转移。

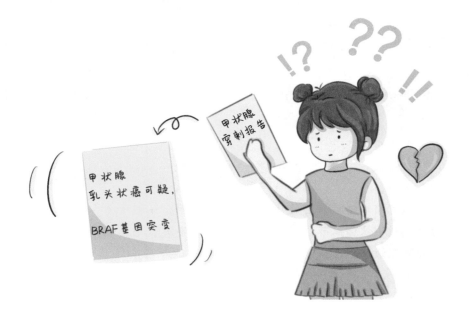

如何提供更有利证据，把甲状腺恶性结节从良性结节中甄别出来，或从甲状腺"懒癌"中将这部分高恶性程度的甲状腺癌揪出来非常重要。普通的甲状腺细针穿刺活检，只能大致分辨"好人"和"坏人"，有时候"好人"和"坏人"长得相像时，还不容易分辨。另外，有时候不容易鉴别恶性程度高的甲状腺癌。这时基因测定可以弥补这方面的不足。

研究显示：① 存在*BRAF*基因突变的甲状腺结节，基本可以确诊为甲状腺癌；② 恶性程度高的甲状腺乳头状癌，常伴随*BRAF*基因和*TERT*基因联合突变；③ 恶性程度高的甲状腺髓样癌常伴有*RET*基因突变；④ 其他一些融合基因或*P*53基因突变也具有一定甲状腺癌诊断意义。基因突变对于甲状腺结节良性、恶性的鉴别，甲状腺癌恶性程度的区分很重要。甲状腺癌恶性程度高，治疗上就需要"从重发落"，常需要接受更彻底的根治手术，更严格的术后药物控制，方能提高疗效，有效减少复发转移的可能。

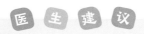

医 生 建 议

　　甲状腺结节穿刺活检建议结合基因检测，其能更好地帮助鉴别甲状腺结节的良性、恶性，并有助于甄别甲状腺癌中恶性程度高的那部分甲状腺癌，为后续治疗、手术和随访提供依据。

11

可以不做甲状腺结节穿刺活检，直接做甲状腺手术吗

过去没有甲状腺结节穿刺活检技术，只要甲状腺B超发现存在甲状腺结节，也许甲状腺结节长得有点大，也许甲状腺结节长得有点"恶"，那时候想要明确甲状腺结节的良性、恶性只有依靠手术切除送检病理检查。毕竟甲状腺结节中既有良性结节，也有恶性结节。其实哪怕超声报告中TI-RADs 4类以上结节，如TI-RADs 4A～4B类，仍然有很大可能结果为甲状腺良性结节。病人还会遇见认为穿刺不准确，还是需要手术的医生，其实持这种观点一般是观念比较陈旧的医生。甲状腺结节穿刺活检的技术需要甲状腺穿刺团队中各级医生的信任和配合，如甲状腺B超医生、穿刺活检医生和病理科医生等。团队合作的力量可以大大提高甲状腺结节穿刺活检的准确率。

如果所有甲状腺结节病人都不做穿刺直接手术，就会有大量的原本不需要手术的病人，接受了甲状腺切除术。而直接做甲状腺切除的弊端在于：病人吃了本不需要吃的苦：承担了原本无需承担的手术风险，遭遇了原本可以避免的手术并发症，甚至导致甲状腺功能低下，需要终身补充左甲状腺素钠片（如优甲乐、雷替斯、加衡等）。通过甲状腺结节穿刺活检能准确甄别出这些不需要接受手术切除的甲状腺良性结节，使得病人获益。不做穿刺直接手术的缺点还包括增加手术时间。尽管术中可以行快速冰冻病理明确结节性质，但这个快速冰冻病理检测一般也需要30分钟甚至更长时间完成，期间病人必须以全身麻醉状态等候这张冰冻病理的"审判书"；然后由主刀医生根据术中病理结果决定甲状腺手术切除范围，甚至改变手术方式，存在一定的不确定性。此外，主刀医生切除了甲状腺怀疑恶性结节所在的一侧甲状腺，如快速冰冻病理检测证实甲状腺结节是恶性，往往需要进一步切除剩余的甲状腺，以保证甲状腺癌能被"切干净"，这样病人在一次手术中"被进行"了2次甲状腺的切除。已经完成甲状腺结节穿刺活检的病人，术前诊断明确为甲状腺恶性结节，手术切除范围术前基本可以和病人充分沟通并确定，手术中可以达到一步到位，手术时间更短，安全性更高，更彻底。

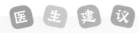

医 生 建 议

　　甲状腺结节穿刺活检是术前帮助医生和病人明确良性、恶性病理类型的好方法，既可避免大量病人接受甲状腺切除术，保住病人的甲状腺功能，更能使主刀医生和病人术前明确手术方式和范围，病人的知情和决断权也得到保障。

12 哪些情况不能做甲状腺结节穿刺活检

的确存在一些病人主观或客观的情况下，不适合进行甲状腺结节穿刺活检。归纳下来可以分为：不能穿，没法穿，不想穿。

（1）不能穿：主要见于病人存在甲状腺结节穿刺活检的禁忌，有些情况会面临穿刺后极高的甲状腺出血风险。如病人患有出血倾向的血液病，长期口服抗凝药物并尚未停药等。甲状腺是一个血流非常丰富的器官，正常甲状腺穿刺后，会造成甲状腺针尖般细小的伤口。凝血功能正常的情况下，这个小伤口迅速止血，不会造成甲状腺出血的情况。但对于存在出血倾向疾病或长期服用抗凝药物的病人，穿刺伤口难以止血，会导致持续性甲状腺出血。人类颈部的空间有限，持续出血后容易在颈部形成血块，血块增大占据了颈部大量空间，导致原本颈部的其他组织受压，其中气管受压后果最为严重，容易危及生命，产生窒息。所以在出血倾向未纠正的情况下，就不能做甲状腺结节穿刺活检，风险比较大。

（2）没法穿：可见于甲状腺穿刺局部皮肤大面积感染，无处下针，自然就不适合穿刺。另外，病人本身存在无法克服的、影响穿刺操作的问题，比如持续性咳嗽、全身无法控制的震颤、精神异常无法配合或无法平躺等情况，自然就没法行甲状腺结节穿刺活检了。

（3）不想穿：病人虽然存在需要穿刺的甲状腺结节，符合穿刺指征，但病人主观存在抗拒排斥情绪，拒绝接受甲状腺结节穿刺，这种情况自然也无法勉强穿刺。

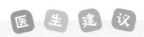

医 生 建 议

甲状腺结节穿刺活检是安全有效的检查手段，但如果病人存在不能穿刺，无法配合，或主观拒绝的情况，就不能进行甲状腺结节穿刺活检。

13

甲状腺结节穿刺活检术后当晚可以洗澡吗？还有什么注意事项

一般甲状腺结节穿刺活检使用的是细针，穿刺后皮肤上会有1～2个针刺的小伤口，一般穿刺完毕，医生会给予纱布覆盖。待24小时后小伤口凝血后闭合愈合，穿刺点没有红肿、流脓、疼痛等不适就可以洗澡。穿刺当晚就揭开穿刺点敷料后洗澡可能会面临穿刺点出血，以后细菌顺着穿刺点逆行有造成感染的风险。如果实在无法忍受身上"脏兮兮"的感觉，一定要在甲状腺穿刺当晚洗澡的话，建议可以使用防水材料覆盖颈部穿刺伤口区域后，短时间冲淋，避免伤口沾水；如不慎碰湿敷料，可在洗澡后即刻用75%酒精或碘酒进行消毒，并更换敷料。如果甲状腺结节穿刺使用的是粗针，则建议穿刺3天后开始洗澡，或者3天内使用防水材料后洗澡防止感染。

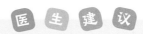

医生建议

　　甲状腺结节穿刺活检时，如使用细针，可以在穿刺24小时后洗澡；如使用粗针则建议3天后洗澡，一定需要穿刺后洗澡的，可以使用防水材料保护穿刺点，并洗澡后进行消毒。

14

甲状腺结节穿刺活检显示不典型增生是什么意思？属于甲状腺癌吗

所谓甲状腺不典型增生，指的是甲状腺内的滤泡上皮细胞增生不正常，不按套路生长。与正常人体的滤泡上皮细胞相比，甲状腺不典型增生病人的滤泡上皮细胞在形态、大小等方面出现了一定的异常，细胞的排列顺序比较紊乱。甲状腺滤泡上皮细胞的不典型增生有时也被比喻为甲状腺的"癌前病变"，但是还不能算是癌。

甲状腺意义不明确的细胞非典型病变，是甲状腺结节穿刺活检中的一种病理检查报告结果。在甲状腺B超难以判定甲状腺结节良性、恶性的情况下，进行甲状腺结节穿刺活检。将穿刺取出的组织或细胞送病理检查，以明确甲状腺结节的性质。甲状腺结节穿刺活检的病理检查一般现在分为Bethesda分级。一般分为六级：Ⅰ级为标本无法诊断或不满意，Ⅱ级为良性病变，Ⅲ级为意义不明确的细胞非典型性病变或滤泡性病变，Ⅳ级为滤泡性肿瘤或可疑滤泡性肿瘤，Ⅴ级为可疑恶性肿瘤，Ⅵ级为恶性肿瘤。

Ⅲ级病理报告，则是甲状腺意义不明确的细胞非典型病变，多见于良性和恶性之间的交界性肿瘤，可以重新进行穿刺活检。有时由于未穿刺到真正的肿瘤细胞，或者由于所穿刺细胞量比较少也会导致这个绪论。因此还可进一步结合基因检测来判断有没有恶性病变。

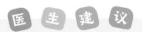

当甲状腺结节穿刺活检结果里显示不典型增生，还需慎重认真对待，咨询甲状腺外科专科医生，根据甲状腺结节大小、形态，结合穿刺结果，来综合判断。

15

甲状腺穿刺结果是滤泡性肿瘤，
需要马上手术吗

　　甲状腺滤泡性肿瘤可以分为良性甲状腺滤泡性腺瘤和恶性的甲状腺滤泡状癌。别看它们都属于甲状腺滤泡性肿瘤，2种滤泡性肿瘤的结局相差甚远。虽然这2种都属于滤泡性肿瘤，而且进行甲状腺结节穿刺活检时甲状腺结节内部的滤泡细胞形态非常接近，因此很难直接分辨。病理科医生判断它们两者之间的区别，需要将这个甲状腺结节完整切除下来后鉴别是甲状腺滤泡性腺瘤还是甲状腺滤泡状癌。主要病理检测甲状腺结节的包膜是否受到侵犯。如果甲状腺结节中的滤泡细胞侵犯或者穿透甲状腺结节周围的包膜，就可以诊断为甲状腺滤泡状癌；如没有侵犯或者穿透包膜，就是良性的甲状腺滤泡性腺瘤。当穿刺结果提示甲状腺滤泡性肿瘤时，需要去医院就诊，医生往往会建议这类滤泡性肿瘤手术切除，来进行完整的病理检测。这类滤泡性肿瘤病人如选择热消融治疗，会存在一定的遗漏甲状腺滤泡性癌的风险，需要注意。

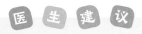

　　甲状腺穿刺结果是滤泡性肿瘤时，建议行手术治疗，将甲状腺结节完整切除后，进行病理检查，以明确是否存在甲状腺滤泡性癌。

第三章

甲状腺癌病人最想
知道的热点问题

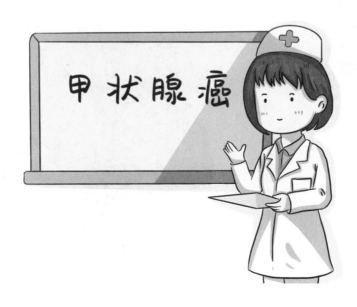

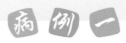

　　这几天，王小姐突然摸到自己脖子上有个突起的包块，去医院检查后却被告知，她得了甲状腺癌并且出现了淋巴转移。她摸到的正是转移肿大的淋巴结。王小姐听了以后很害怕。她查了网络以后发现很多帖子说：甲状腺癌是"懒癌"，得了不要紧；而另一些帖子则说甲状腺癌也会扩散转移，危及生命。网络上搜索得越多，王小姐越紧张，彻夜难眠。自己平时虽有加班熬夜，但总体健康。怎么现在不痛不痒，一摸到肿块就是甲状腺癌转移了呢？不知道有没有微创治疗方法可以不开刀，或者让脖子上没有手术瘢痕？带着这些疑问王小姐去医院咨询了医生。

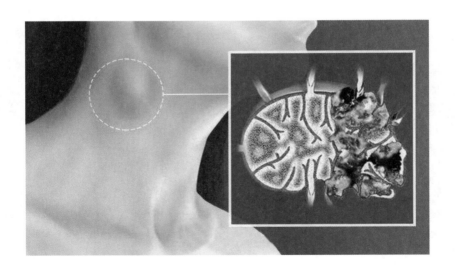

1

甲状腺癌长什么样子？为什么不痛不痒，一下子就是甲状腺癌了

（1）甲状腺癌"很狡猾"，早期一般看不见，摸不着。其实大多数甲状腺癌病人早期并没有什么明显的感觉。因为甲状腺癌一旦症状早期出现就容易被人识别，所以它们总是悄悄在我们体内生长，不知不觉地侵害我们的健康。有些病人像病例中的王小姐一样，突然自己摸到肿大淋巴结，去医院做检查后才发现的甲状腺癌。更多的病人其实是体检时发现的，病人自己根本看不见，也摸不到。哪怕经验再丰富的医生也往往只能摸到 > 1 cm 的甲状腺癌，对于没有任何经验的老百姓，那就更难察觉了。现在大部分甲状腺癌主要依靠B超被发现，这样被发现的甲状腺癌往往比较小，因为只有先进、精密的B超才可以精准地发现 1 mm 以上的早期甲状腺癌。

（2）甲状腺癌扩散了是什么样子？大部分甲状腺癌确实发展缓慢，很多病人较长时间内可以变化不大，甚至根本感觉不到。但需要注意的是，并不是所有的甲状腺癌都长得慢，不转移。民间流传的甲状腺癌发展慢，主要是指分化程度较好的甲状腺乳头状癌和甲状腺滤泡状癌2种。另外，甲状腺髓样癌和甲状腺未分化癌可就没那么温柔了，它们的增长和转移能力都很强。

随着甲状腺癌不断长大或者肿瘤扩散，会压迫周围器官或者出现淋巴结转移，从而表现出现不同的症状。比如甲状腺癌侵犯气管，会引起病人呼吸困难，憋喘；压迫食管，会引起哽噎感，吃东西咽不下去；侵犯神经，会引起说话声音低下，无法发声、声音嘶哑，或者引起耳部、枕部、肩部出现持续性疼痛。如果出现颈部淋巴结转移，病人可以在自己的脖子上摸到一颗颗鹌鹑蛋大小，圆圆硬硬的肿大淋巴结。最常见的甲状腺乳头状癌就比较容易出现颈部淋巴结转移。像病例中的王小姐就是自己摸到了圆圆的、硬硬的肿大转移淋巴结去看医生的。甲状腺髓样癌还会出现腹泻、心悸、面色潮红等情况。

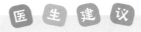

医 生 建 议

　　大部分甲状腺癌确实发展缓慢，但也有部分病人发展迅猛。甲状腺癌病人需要定期检查，以免不知不觉出现转移后才发现，延误了病情。

2

甲状腺癌都是"懒癌"，不会导致死亡吗

面对甲状腺癌，不同病人的心态还真的完全不一样。有的病人查了网络，认为甲状腺癌都是"懒癌"，不要紧的，没有人会因为甲状腺癌死亡，因此根本不把自己的病情放在心上。但也有不少病人天天提心吊胆，失眠焦虑，害怕甲状腺癌扩散转移。那么，甲状腺癌真的都是"懒癌"吗？没有人会因为甲状腺癌死亡这个说法对吗？其实这两个说法都不完全准确。

（1）大部分甲状腺癌发展慢，可以算比较"懒"的癌。和那些恶性程度较高的恶性肿瘤，如肺癌、胰腺癌、肝癌和胃癌相比，大部分甲状腺癌病人确实发展得比较慢，死亡率也比较低。常说的甲状腺"懒癌"一般是指分化型甲状腺癌，就是最常见的甲状腺乳头状癌和甲状腺滤泡状癌。80%以上的甲状腺癌都是这2种类型，这2种类型的大多数病人发展相对缓慢，病人长期生存，对生命威胁不大。所以，得了分化型甲状腺癌（甲状腺乳头状癌和滤泡状癌）的病人无需特别忧心忡忡，要积极乐观面对疾病，及时治疗，定期复查就可以了。如发现进展迅速或者出现转移，则需要积极治疗。

（2）也有发展迅猛的甲状腺癌，它们可不"懒"。其中最典型的就是甲状腺髓样癌和未分化癌。甲状腺髓样癌的病人往往会伴有降钙素和癌胚抗原（CEA）升高，早期就会出现广泛淋巴结转移或全身转移，而且有些病人的发病与家族遗传密切相关。甲状腺未分化癌则多见于老年病人，进展迅速，早期可以发生远处转移。这类病人往往短期内很快出现声音嘶哑、无法下咽食物，甚至呼吸困难和窒息，死亡率也非常高。因此得了这两种类型的甲状腺癌病人需要尽早手术治疗，以免耽误治疗最佳时刻。

当患有甲状腺癌时，首先需要明确到底是哪种类型的甲状腺癌。甲状腺结节穿刺活检就是帮助医生鉴别的好方法。只有排除了甲状腺髓样癌和未分化癌这些恶性程度高的甲状腺癌，才能考虑对 < 1 cm 低危的甲状腺乳头状癌或者滤泡状癌进行观察而先不手术。在观察过程中也不能只看甲状腺癌体积大小变化，而需要定期做全面评估。甲状腺乳头状癌和滤泡状癌也会出现转移，死亡

率并不是0。其中甲状腺乳头状癌就很容易向颈部淋巴结发生转移，而滤泡状癌则可以通过血流向肺、骨和肝等部位转移。因此，在定期复查中不能只查甲状腺，而需要对颈部淋巴结、肺、骨和肝也进行定期检查才行。

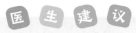

医 生 建 议

　　甲状腺癌并不都是"懒癌"，不能因为大部分甲状腺癌发展比较慢而掉以轻心，1年、2年、3年都忘了去复查，直到发生了远处转移后才追悔莫及。

3

甲状腺癌转移到淋巴结是什么样子

（1）甲状腺癌淋巴结了会咋样？和王小姐一样一直不痛不痒，突然摸到颈部肿大的淋巴结，才发现甲状腺癌的病人还真不少。其实主要是因为甲状腺癌早期一般都比较隐蔽，看不见、摸不着、不痛不痒，因此病人很难自己发现。甲状腺乳头状癌，甲状腺髓样癌和甲状腺未分化癌都很容易转移到颈部淋巴结，所以有时候是病人摸到自己脖子上圆圆的像弹珠一样硬硬的淋巴结，检查后才发现甲状腺癌已经发生淋巴转移。

转移的淋巴结一般都比较硬，就像摸着在木板上或者像一颗颗圆圆的玻璃弹珠，一般按压也没有疼痛的感觉。如果病人摸到的淋巴结软软的，或者按起来有疼痛感，那就可能是淋巴结发炎了。病人对比较小的淋巴结转移一般也感觉不到，不痛不痒。但淋巴结转移要是增多，长大或者融合在一起，也可以压迫周围器官或者血管神经，就可能导致疼痛、呼吸困难、声音嘶哑、吞咽困难等。因此，采取观察治疗而不手术的甲状腺癌病人，需要定期检查颈部淋

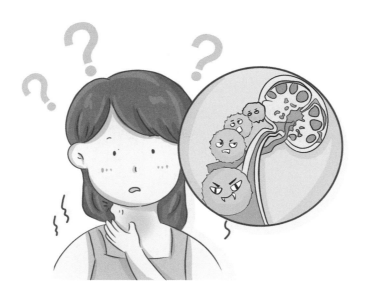

巴结。

　　B超是检查淋巴结是否存在转移的最直接的好方法，可以早期发现异常肿大的淋巴结。B超发现淋巴结结构出现异常破坏，体积异常增大，皮髓质结构不清、淋巴结囊性变或出现异常细小钙化就可以证明出现了淋巴结转移。甲状腺癌经常出现甲状腺癌那一侧的颈部淋巴结转移，但也有部分病人可以出现跳跃，转移到对侧颈部淋巴结。除了B超以外，增强CT或者增强MRI都是诊断是否存在淋巴结转移的好方法。

　　（2）发现了甲状腺癌淋巴结转移后应该怎么办？其实无论是正在采取观察的甲状腺癌病人，还是做完甲状腺癌手术的病人都需要定期检查颈部淋巴结。复查时候首选B超，因为B超简便、便宜、敏感性高，而且没有射线，B超复查的频率一般为3～6个月一次。CT和磁共振则对较大的转移淋巴结比较敏感，所以不建议作为常规复查手段。通常需要对甲状腺床和中央区、侧颈部淋巴结情况进行评估。一旦影像学检查发现可疑转移颈部淋巴结，可以在B超引导下进行淋巴结穿刺活检和（或）穿刺针冲洗液的甲状腺球蛋白检测。对于明确存在颈部淋巴结转移的甲状腺癌病人，可以选择：① 手术切除（能手术切除的话，肯定是第一选择）；② 碘-131治疗（如果病灶摄碘，可以尝试使用）；③ 外放射治疗（不是很敏感）；④ TSH抑制治疗下观察（如淋巴结小，且无进展或进展缓慢），无症状、未侵犯重要区域如（血管侵犯，或神经压迫等）；⑤ 淋巴结热消融（手术后再次复发，单个或者散在几个转移淋巴结可以进行热消融）。当然，最终的治疗方案需结合病人自身情况、转移程度和既往治疗手段，由病人的主诊医生决定。

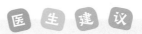

医 生 建 议

　　甲状腺癌容易发生颈部淋巴结转移，需要定期复查，不能只看体检报告，必要时可以进行淋巴结穿刺活检明确诊断。

4

为什么最近这么多人得甲状腺癌？
是体检的人多了吗

很多人来医院检查，是因为公司的其他同事得了甲状腺癌，自己觉得害怕了。大家会疑惑为什么近年甲状腺癌的发生率增高了呢？其实和以下几点原因有关：① 生活条件提升。单位和个人都开始重视体检，参加体检的人多了，自然被查出来的人也多了。② 目前B超等精密仪器在临床上被广泛应用。B超灵敏度提升，也导致了甲状腺结节检出率大幅度提升。以前甲状腺结节主要靠医生查体发现，能被手摸出来的甲状腺结节往往 > 1 cm；而B超却可以发现 > 1 mm的甲状腺癌。③ 近年来不光是中国，全世界甲状腺癌的发病率都在上升。

（1）电离辐射是甲状腺的主要"杀手"。日常环境中存在比较多的电离辐射，这些也是诱发甲状腺癌产生的主要因素。从历史数据来看，遭遇过核辐射的人群，尤其是在儿童时期受到核辐射，或接触放射性物质的人，患甲状腺癌的概率会明显上升，因此在放疗或放射性检查中加强对甲状腺的保护就显得比较重要。

（2）癌基因的激活或者突变。甲状腺癌的发生与发展，与不同的癌基因激活或者突变有关。其中，与甲状腺癌发病相关的基因异常，包括：*BRAF*、*RAS*、*RET* 和 *TERT* 突变等。癌基因中的 *BRAF* 基因突变是甲状腺癌的标志，一旦 *BRAF* 基因出现突变，基本就可以诊断甲状腺癌了。

（3）生活节奏加快、精神压力大。甲状腺结节的高发还与如今人们生活压力和情绪状态有关。快节奏的生活和高强度的工作都会扰乱人体的内分泌系统，使得人体免疫功能下降，诱导自身免疫。精神压力大，失眠熬夜等都会加重免疫系统失调，使得甲状腺癌乘虚而入。

（4）碘过剩或者碘缺乏。碘过剩或者碘缺乏都有可能导致人们得上甲状腺疾病，甚至甲状腺恶性肿瘤。很多人认为碘吃多了对甲状腺不好，甚至有的认为得了甲状腺疾病，应该忌碘，其实这些说法并不正确。碘缺乏（缺碘山区）地区甲状腺滤泡性癌的发病率明显增加，因此大家需要在饮食中正常获取一定量的碘。另外，碘过剩也可能导致甲状腺功能亢进症，甚至甲状腺乳头状癌的发生。可见碘过剩或者碘缺乏，都与甲状腺癌的发生相关。

（5）家族聚集、性别（女性得甲状腺癌的比率高于男性）、饮食不规律、营养不均衡、抽烟和饮酒等均和甲状腺癌的发生率增高有关。

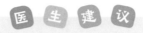

医 生 建 议

甲状腺癌发病率逐年上升，不要过分担心，但要也要正确面对。从环境防护和改变生活方式入手，有效预防甲状腺结节的发生。

5

得了甲状腺癌一辈子不处理，行吗

很多甲状腺癌病人听朋友说甲状腺癌发展比较慢就会问医生，有没有人得了甲状腺癌一辈子不开刀呢？确实有部分甲状腺癌病人发现时肿瘤很小，发展也很慢，医生建议可以先定期观察，不手术治疗。但并非适合每个人，还是需要根据病人的不同情况而定，不能盲目跟随。像王小姐这种已经出现淋巴结转移的病人，就必须马上手术治疗。

在回答这样一个问题前，首先就需要了解为什么有这种说法，这难道是民间传说吗，还是有科学依据呢？其实这种观点主要来自日本学者的一些研究。其中比较著名的一项研究是2012年日本学者观察了1 235例微小甲状腺乳头状癌病人，随访了6年，发现病灶增大的病人只占4.6%，而出现淋巴转移的病人占1.5%，大部分病人比较稳定。针对这种情况日本学者提出了 < 1 cm低危无淋巴转移的甲状腺乳头状癌可以进行观察，先不手术的理论。但值得注意的是：① 甲状腺乳头状癌首先要小，> 1 cm的甲状腺癌不建议观察。② 只有低危的甲状腺乳头状癌才建议观察。如高危甲状腺乳头状癌、甲状腺滤泡状癌、髓样癌和未分化癌都不在观察治疗的范围。③ 怀疑淋巴结转移的病人就不能进行观察治疗。

这些研究中的细节也必须注意，目前建议甲状腺癌可以观察治疗的国家主要是日本，距今已经过去了10年，但观察病人的结局并未被更新。有些国家的病人因不能接受长期观察过程中，甲状腺癌可能转移所带来的心理负担而无法继续推行。美国2021年流行病学数据也显示甲状腺癌手术病人中超过45%的甲状腺癌 < 1 cm。这说明其实大部分病人被发现甲状腺癌后还是接受了手术治疗。

即使对甲状腺癌病人进行观察，也需要在完成甲状腺结节穿刺的基础上进行，不能只根据甲状腺结节的大小就采取观察，更不是忘记它的存在。因为甲状腺癌中也存在恶性程度较高的种类，如甲状腺髓样癌和未分化癌，甲状腺乳头状癌也需要排除高细胞型、柱状细胞型、岛状型等恶性程度较高的亚型才可以观察。恶性程度高的髓样癌和未分化癌病人发展快、预后差，错过手术时机，后果严重，因此必须早期手术治疗。

对于采取观察为主的病人，也需要 3 ～ 6 个月定期复查。复查的时候也不建议只通过体检完成，因为体检报告比较简单，一般只显示甲状腺结节的大小，而对其是否侵犯周围组织，是否存在淋巴转移都没有足够的说明。很多时候虽然甲状腺癌本身体积变化不大，但经过详细检查可以发现，颈部出现了转移淋巴结，或者肺、骨、肝转移。当然，甲状腺乳头状癌就算出现了颈部淋巴转移，也可以手术进行根治。但这时候一般就无法进行微创手术了，颈部往往会留下较长的瘢痕。

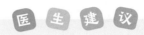

医 生 建 议

采取观察治疗的低危甲状腺乳头状癌病人，需要 3 ～ 6 个月定期复查，而不是从此以后忘记它的存在，复查需要进行详细精准的检查，不建议只通过体检B超完成。

6

得了甲状腺癌能不能只挖掉不好的部分，保留其余甲状腺呢

很多病人非常想保住甲状腺，想让医生做手术的时候只是挖掉自己甲状腺癌，而保留其他的部分，那这种想法可行吗？

（1）为什么医生不能挖掉我们不好的部分，保留其他部分好的甲状腺呢？其实我们甲状腺癌手术和其他肿瘤手术一样，都需要遵守肿瘤手术切除原则，那就是"无瘤原则"。任何恶性肿瘤包括甲状腺癌都具有容易复发转移的特性，因此决定了癌的手术不同于一般外科手术。任何检查或操作的不当都有可能导致肿瘤扩散的风险，比如手术时就不能挤压、触摸肿瘤，因为这些行为也会导致看不见的肿瘤细胞转移或污染手术创面。因此，医生在手术时需要注意几点：① "无瘤技术" ——切除甲状腺癌时候不能切开或者破坏肿瘤，所有的手术操作都需要在周围的正常组织中进行，甲状腺癌切除必须留下足够安全的切除范围；② 切除时候不能只挖肿瘤部分，而需要将病变的甲状腺连同它周围的淋巴结都做完整地切除；③ 甲状腺的血供非常丰富，一旦甲状腺包膜破裂就很容易出血，较小的甲状腺癌包埋在组织中，就很难看得见，把甲状腺切开去寻找肿瘤，不但出血增多，而且容易导致甲状腺癌扩散，因此这种做法是不正确的。

多年的外科手术发展使得医生们认识到手术操作不规范也可能导致甲状腺癌扩散和转移，造成手术失败，因此 "无瘤原则" 就显得非常重要。

（2）哪些甲状腺癌需要将甲状腺全部切除呢？其实像王小姐那样已经出现明显侧颈淋巴转移，术后需要碘-131治疗的病人就要切除所有甲状腺。因为碘-131治疗只有在甲状腺被全部切除后才可以进行。其他需要切除全部甲状腺的病人还包括：① 恶性程度较高的甲状腺髓样癌和甲状腺未分化癌；② 甲状腺癌体积比较大；③ 甲状腺癌已经侵犯气管、食管、血管和神经；④ 双侧甲状腺癌；⑤ 手术后有甲状腺癌残留；⑥ 较多淋巴结转移；⑦ 存在肺、骨和肝等远处转移。如病人甲状腺癌体积较大；或者已经突破了甲状腺包膜长到了气管、血管、食管或者神经上；双侧甲状腺癌；或者像王小姐一样有比较

明显的颈侧区淋巴结转移，那就需要将双侧甲状腺全部切除，来减少手术后甲状腺癌复发转移的可能。

（3）哪些甲状腺癌病人可以保留一侧甲状腺呢？如果甲状腺癌的类型是分化较好的甲状腺乳头状癌或者甲状腺滤泡状癌；病人的甲状腺癌位于一侧甲状腺；甲状腺癌＜1 cm；没有明显侧颈区淋巴结转移以及周围组织侵犯；儿童时期没有颈部放疗史，就可以进行只行一侧甲状腺切除，保留健侧的甲状腺，可避免术后终身服用左旋甲状腺素钠片。

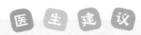

医 生 建 议

甲状腺是不是可以保留一侧，需要根据具体情况定，可以术前咨询自己的医生。

7

听说甲状腺癌能做消融术，会残留做不干净吗

近年来，超声引导下甲状腺癌热消融技术正在逐步开展，可是很多病人疑虑：消融可以治愈甲状腺微小癌吗？其实当病人存在手术禁忌或拒绝外科手术时，热消融也逐渐成为一种治疗甲状腺微小癌的有效手段。通常甲状腺微小癌是指甲状腺瘤体直径小于1 cm，生长缓慢、远处转移发生率低，临床上病理检查常为乳头状癌，约占甲状腺癌的70%。外科手术切除仍然是各类甲状腺癌彻底清除的首选治疗方案，因为手术可以更好地清除甲状腺癌和周围淋巴结，起到预防甲状腺癌复发和远处转移的作用。

目前热消融技术在各类甲状腺良性、恶性结节中的使用越来越多，并已经在甲状腺良性结节的治疗中积累了较多证据，并获得广泛认可。但热消融技术在甲状腺癌治疗中的作用，在医学界仍有争论。热消融包括射频、微波、激光，是通过高温对组织进行破坏，导致组织出现凝固性坏死的新技术。目前已有一定数量的临床研究显示热消融对甲状腺微小乳头状癌的有效性和安全性。甚至一些国内外指南也将热消融技术列为甲状腺微小乳头状癌手术的替代治疗方案。但采用热消融治疗甲状腺微小癌之前，需要您和您的主诊医生进行充分沟通，明白其中利弊，充分考虑后做出决定。

首先，我们需要了解哪些甲状腺微小癌适合热消融。甲状腺微小癌中结节直径小于5 mm的甲状腺微小乳头状癌或者微小滤泡状癌，才可以考虑热消融治疗。所有的超声怀疑的恶性甲状腺结节必须接受甲状腺结节穿刺病理学检查。如果病理报告提示高危乳头状癌亚型如高细胞型、岛状细胞型、柱状细胞型、甲状腺髓样癌或者未分化癌等，则并不适合热消融。因为这些甲状腺癌即使长得小，但病理类型差，复发风险高，容易出现淋巴或者远处转移。其次，所有接受热消融的病人术前都需要接受专业的甲状腺超声检查，以明确甲状腺微小癌的大小、位置、与相邻气管、食管、神经的关系。当发现甲状腺癌可能侵犯气道、食管或血管，则该病人不适合进行热消融。特别需要注意的是，热消融前正确判断甲状腺微小癌是否已经存在颈淋巴结转移也非常重要。很多病

人只看甲状腺癌的大小尺寸，而忽略了甲状腺癌虽小，但容易出现淋巴转移的特质，盲目选择热消融，遗漏了已经转移的淋巴结。因此，建议热消融前通过超声、CT或MRI等多种联合手段，来明确甲状腺微小癌是否已经存在颈部淋巴转移。这些详细的术前检查也有助于术后随访时候对甲状腺微小癌的状况进行更精准的评估。如果甲状腺微小癌位于气道、食管间的"危险区域"，或病人之前已经接受过甲状腺手术。消融前就需要喉镜来检查声带活动情况，如已经出现声带麻痹，则不建议热消融，因为单纯通过能让病人发声并不能很好地预测声带情况。

除此之外，以下几种情况的甲状腺微小癌也不建议接受热消融：① 检查显示甲状腺癌侵犯包膜；② 甲状腺癌距内侧后包膜 ≤ 2 mm；③ 癌灶6个月内增大超过3 mm；④ 病人意识障碍或伸颈障碍，不能配合或耐受热消融手术；⑤ 严重凝血功能障碍；⑥ 癌灶紧邻重要气管、食道、血管或神经等。

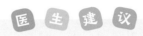

医 生 建 议

　　热消融技术是治疗甲状腺微小癌的新技术，具有微创、美容、恢复快、保护甲状腺和甲状旁腺功能的作用，从而逐渐受到大众的欢迎。但每项治疗手段都有利弊之处，需充分知晓后做出正确决定。

8

甲状腺癌怎么区分轻症和重症呢

很多病人得了甲状腺癌后特别担心自己得的是重症，或者已经购买了保险，想了解一下轻症和重症大致如何分？其实轻症或者重症需要根据不同甲状腺癌种类来进行分析。医生区分甲状腺癌轻症还是重症主要依靠国际上一种通用的"TNM分期"（表3-1）。"TNM分期"主要根据世界统一的标准来制定。我们所说的"T"就是指甲状腺癌的大小和周围浸润情况；比如甲状腺癌≤2 cm，没有浸润到周围组织就是T1；要是甲状腺癌超过4 cm，长到周围气道和食管上面，推也推不动，那就是T4。"N"是指有没有颈部淋巴结转移，如果出现了淋巴转移就是N1；如果没有就是N0。"M"是指有无远处脏器（如肺、骨和肝等）转移，有转移的话就是M1；没有转移就是M0。

TNM期一般在手术以后，根据甲状腺癌的病理报告结果来进行判断。大家也可以对应表3-1来进行检索，初步了解自己属于TNM分期的哪一期。然后再根据表格上的最后一列，初步判断属于轻症还是重症。比如年龄＜55岁的甲状腺乳头状癌，即使出现了颈部淋巴结转移，只要没有远处肺、肝、骨和脑的转移都属于轻症；≥55岁以上的甲状腺癌病人却比年轻的病人分类更加严重。很多人会不解地问："不是说癌症发病年龄越大，进展越慢吗？"甲状腺癌恰好相反，年纪大的病人重症多。再看表格中的未分化癌，都是重症，所以这类甲状腺癌需要好好重视。

表 3-1 甲状腺癌 TNM 分期

病理结果	年龄	分期	T	N	M	重症/轻症
甲状腺乳头状癌或滤泡状癌	< 55 岁	Ⅰ 期	1-4	0-1	0	轻症
		Ⅱ 期	1-4	0-1	1	重症
	≥ 55 岁	Ⅰ 期	1-2	0	0	轻症
		Ⅱ 期	1-3	0-1	0	重症
		Ⅲ 期	4	0-1	0	重症
		Ⅵ 期	4	0-1	1	重症
甲状腺髓样癌	所有年龄	Ⅰ 期	1	0	0	轻症
		Ⅱ 期	2-3	0	0	重症
		Ⅲ 期	1-3	1	0	重症
		Ⅵ 期	4	0-1	0-1	重症
甲状腺未分化癌	所有年龄	Ⅵ 期	1-4	0-1	0-1	重症

T 甲状腺癌大小：T1 ≤ 2 cm；T2 > 2 cm，≤ 4 cm；T3 > 4 cm；T4 侵犯周围组织。
N 淋巴结转移情况：N0 无淋巴结转移；N1 有淋巴结转移。
M 远处转移情况：M0 无远处转移；M1 有远处转移。

9

做甲状腺癌手术，脖子可以不留瘢痕吗

做甲状腺手术，脖子上并不一定会留瘢痕，主要取决于病人采用的哪种手术方式。甲状腺的手术可以分为三大类：

（1）流传至今的传统甲状腺切除术。这种经典的手术方式，胜在价格低廉、医生操作方便直观和手术彻底性最佳。但这种手术方式就需要在病人的颈部行3～5 cm的手术切口。大部分人术后会在颈部留下一道瘢痕。随着时间的推移，大部分病人瘢痕会变浅，最后形成浅浅的一条细线。但也有部分瘢痕体质的病人伤口会红、刺痒和增生，属于瘢痕增生，这样瘢痕就会增粗变红。

（2）微创腔镜手术的发展也给爱美人士带来了福音。既想把肿瘤切除干净，又不想脖子上留有术后瘢痕，而导致年轻病人感到隐私泄露和自卑。微创腔镜手术可以从乳晕、腋下、口内等隐蔽部位作为切口，极大程度地隐藏瘢痕，给病人保留隐私和美观，真正做到颈部无疤无痕，彻底清除肿瘤。做微创腔镜下甲状腺切除术时，医生可以通过各类隐蔽切口，各种细长的腔镜器械和超声刀来完成操作，显示屏具有放大作用，能精细地切除病变甲状腺同时彻底清扫淋巴结，采取了这种手术方式，颈部就没有瘢痕了。当然这类手术切口距离甲状腺部位确实相对较远，所以手术的范围要比传统手术更大一些，但是一样可以将手术做得很彻底。而脖子上却没有瘢痕。

（3）甲状腺消融术。甲状腺消融术是近年发展起来的手术，无需全身麻醉、恢复快、颈部完全不留瘢痕、还能保留甲状腺功能，为此吸引了不少病人的关注。消融的原理是通过消融针尖释放微波、射频和激光，通过局部高温来杀死肿瘤细胞、使其没有活性，肿瘤坏死后逐渐被人体吸收。对于5 mm左右的甲状腺乳头状癌和滤泡状癌，也可以选择以消融治疗来代替手术。特别是有些病人无法接受双侧甲状腺全切术，导致完全丧失甲状腺功能。因此，在评估甲状腺癌≤5 mm，且没有颈部淋巴转移的条件下，也可以选择消融，但术后必须密切随访。

其实对于甲状腺癌病人来说，消融并不能作为第一选择。虽然它有恢复快、保留甲状腺功能的优点，但消融也存在劣势，它并不能做到淋巴结清扫，存在一定残留的隐患。要知道，即使B超下没有显示淋巴结转移，但有可能已经存在隐灶转移。医生会将手术方案详尽地告知病人，如何选择还是有个体化的不同。

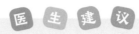

甲状腺传统手术会在病人脖子上留下瘢痕，但绝大多数病人的瘢痕随着时间的推移瘢痕会变浅成为一条细线。少部分瘢痕体质的病人会在颈部留下红色突出瘢痕。各类腔镜甲状腺切除术，可以同样根治甲状腺癌，伤口在一些很隐蔽的地方；甲状腺消融也是一种新的治疗甲状腺癌的手术方式可以没有瘢痕。

　　咨询完医生，王小姐才明白自己不适合微创手术了，她安排好时间去医院接受了甲状腺癌根治术，还清扫了颈部淋巴结。术后发现有几枚淋巴结出现了转移。医生告诉她，术后3个月还将接受碘-131治疗。王小姐开始担心碘-131治疗的不良反应——掉头发之类。王小姐平时工作也非常繁忙，手术休息了1周后，就特别想去上班。同时她也是运动达人，也很想知道甲状腺癌术后什么时候可以恢复运动？但王小姐的妈妈很担心女儿这么着急去上班，或这么早运动对恢复不好。做母亲的也很想知道饮食方面有什么需要注意的，是不是以后海鲜一概不能碰？女儿这么年轻，以后还可以结婚生子吗？吃的药物会对孩子有影响吗？带着疑惑，母女俩去见了主诊医生。医生针对母女二人的提问给出了详细的解释，打消了这对母女的顾虑。

10

行侧颈区淋巴结清扫后，休息多久可以上班

甲状腺癌术后一般2～4周就可以正常上班，但是具体情况也需要结合手术的种类，手术后有没有并发症，以及病人工作的性质决定。

对于大部分甲状腺癌病人选择的常规手术或者腔镜微创术，如果只做了甲状腺切除或中央区淋巴结清扫，这样的病人术后都恢复很快，在没有其他不适的情况下，一般术后1～3天就可以出院休养了。术后1～2周就可以正常上班，平时注意按时吃药就可以，不要过分劳累、熬夜。但是如果是体力劳动者，可以延长至术后1个月再恢复体力劳动比较好。

像王小姐一样甲状腺癌伴颈淋巴结转移，需要行颈侧区淋巴结清扫的病人，手术范围一般相对较大，手术后相对并发症也较多，恢复时间会较长，一般休息1个月左右，有的人甚至可能需要休息更长的时间。

如甲状腺癌术后出现声音嘶哑或失声时，对于特殊职业比如教师、客服或者演员就需要休息更长的时间，大部分病人的声音在3～6个月可能渐渐恢复。可以服用些营养神经的药物，并同时进行发音锻炼，促进恢复后才能工作。

碘-131治疗期间因为需要停止左甲状腺素钠片，并摄入碘-131，会导致头晕、疲乏、恶性呕吐，而且病人身上会带有放射性，所以需要暂时停止工作，等14天后大部分放射性碘代谢完毕，恢复服用左甲状腺素片1～2周后，再恢复工作。

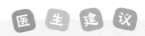
医 生 建 议

大部分甲状腺癌病人选择的常规手术或者腔镜微创术，如果只做了甲状腺切除或中央区淋巴结清扫，术后一般2～4周就可以上班。

11

甲状腺癌手术以后，复发率有多高呢

各类甲状腺癌手术后复发的概率各不相同，主要根据甲状腺癌的不同分型确定。一般甲状腺乳头状癌和甲状腺滤泡状癌的术后复发率比较低，如果没有转移，复发率一般只有2%～3%；如果已经淋巴转移，复发率在10%～20%。髓样癌的复发率较高，甚至可达50%～70%。未分化癌复发率最高，5年生存率也只有10%左右。

（1）乳头状癌：甲状腺乳头状癌常出现颈部淋巴结转移。如果甲状腺癌直径≤1 cm，而且没有淋巴结转移，复发率很低。对于有淋巴结转移，尤其有侧颈区淋巴结转移的病人，复发率相对比较高，一般可达10%～20%，且一般在10年左右复发。

（2）滤泡状癌：甲状腺可发生血运转移至肺、骨和肝。甲状腺滤泡状癌与甲状腺乳头状癌合称分化型癌，分化程度较高，恶性程度较低，如果没有发生远处转移，一般复发率在2%～3%。但如果存在远处转移的问题，复发率就会明显上升。

（3）髓样癌：甲状腺髓样癌有较高的复发率，主要是淋巴结转移复发，复发的概率可高达50%～70%。复发时降钙素和癌胚抗原（LEA）常会明显升高。

（4）未分化癌：甲状腺未分化癌在临床当中比较少见，多见于老年患者。一般被发现的时候已较迟，很多病人无法进行手术根治，即使做手术也容易复发，而且未分化癌治愈率低，死亡率也较高。5年生存率也只有10%左右。

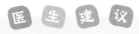

医 生 建 议

甲状腺癌做完手术后复发概率，主要取决于甲状腺癌的分型，同时也取决于采取手术方式。另外，由于各种医源性因素的影响，手术后不同甲状腺癌的转归、结局、预后也会有区别。

12

得了甲状腺癌后为什么需要碘-131治疗呢？是所有甲状腺癌都需要这个治疗吗

碘-131治疗属于内放疗的一种，其实治疗甲状腺癌有三大法宝：第一个法宝就是手术；第二个法宝就是通过服用药物进行内分泌抑制治疗，就是我们常常说的左甲状腺素钠片（如优甲乐、雷替斯和加衡）；第三个法宝就是碘-131治疗。

甲状腺是我们人体一个重要的内分泌器官，能够摄取碘来产生甲状腺素。有些甲状腺癌特别是甲状腺乳头状癌和滤泡状癌也具有这些摄取碘的功能。当病人服用具有放射性的碘-131，它们就会被甲状腺癌细胞摄取，存留在癌细胞内，从而起到杀死甲状腺癌的作用。碘-131治疗也是一种内放疗，它被甲状腺癌细胞摄取后可以释放 β 射线，从癌细胞内部发动攻势，杀死甲状腺癌细胞。

并不是所有的甲状腺癌病人都需要接受碘-131治疗。绝大部分甲状腺癌较小，能够被手术清除干净。因此少量淋巴结转移或者只做了单侧甲状腺切除的病人就不用接受碘-131治疗。只有病人手术中没办法完全切除肿瘤，手术后还有甲状腺癌残留；病人存在比较明显的甲状腺癌淋巴结转移或甲状腺癌已经存在肺、骨和肝转移且已经切除全部甲状腺这类情况才需要碘-131治疗。甲状腺乳头状癌、滤泡状癌病人对于碘-131比较敏感，效果好。而未分化型甲状腺癌和髓样癌，一般碘-131摄取少甚至不摄取，因此碘-131治疗就无效。早期的分化型甲状腺癌病人一般不需要碘-131治疗，只有分化型甲状腺癌原发灶有明显外侵，怀疑有残留，或者转移灶较多无法完全清除时，才考虑术后碘-131的治疗，通过口服碘-131，它可以特异性，杀灭残留的肿瘤细胞，来达到根治甲状腺癌的目的。

碘-131治疗是甲状腺癌非常重要的治疗手段，起到了非常重要的补充作用，从而提高甲状腺癌治愈率，延长甲状腺癌病人的生命。碘-131其实也可以治疗甲亢或者甲状腺高功能腺瘤，应用较广泛，因此不用特别担心。

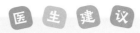

医 生 建 议

碘-131是治疗甲状腺癌的有效手段，不是所有甲状腺癌病人都需要这项治疗，如果需要接受碘-131治疗也不必过于恐慌，这是一种痛苦小、疗效好的治疗手段。

13

碘-131治疗难受吗？需要做什么准备吗

王小姐刚听说需要接受碘-131时也非常担心，认为会比较痛苦，比如恶心、呕吐、脱发等。医生告诉王小姐，其实碘-131的治疗过程一般来说不痛苦。碘-131被甲状腺癌细胞摄取以后，能够近距离地杀死甲状腺癌细胞，因为只是局部对甲状腺癌灶进行放射性杀死，这样既能够直接达到治疗目的，也没有太大的痛苦，对全身不良反应比较少。

碘-131治疗甲状腺癌已经有70多年历史，虽然治疗时候剂量相对较大，但总体是安全的。部分病人可能会有轻微反应，但往往在治疗后的几天之内发生，大部分都可以忍受，并不会产生严重恶心、呕吐和脱发等不良反应。大部分病人其实根本感觉不到它的存在。当然，随着摄取量的增加和吸收部位的关系。有些病人的腮腺受到碘-131照射后，会有出现脸颊部位腮腺区域的疼痛和肿胀。因此可以咬口香糖促进唾液分泌。残留的甲状腺或者甲状腺癌组织癌摄碘后，有些人会出现甲状腺炎的表现，伴有颈部疼痛。但绝大部分病人的症状较轻微，并不需要特别处理。但如果疼痛、肿胀明显可以找医生对症治疗。少部分病人会有胃肠道反应包括恶心、呕吐，如果呕吐严重时可以给予止吐药物；有时病人还会在短期内出现白细胞一过性降低，如果白细胞明显低于正常范围，则需要进行升白细胞治疗。还有部分女性会出现月经延迟或者月经不调的情况，但这些都只是暂时现象，很快病人就可以恢复。

做碘-131治疗前，需要停止服用抗甲状腺药物、低碘饮食、控制基础疾病。首先，需要停止服用左甲状腺素钠片（如优甲乐、雷替斯和加衡等）3周左右，让体内的促甲状腺素（TSH）猛增，这样甲状腺癌会更好的摄取碘-131。然后，病人治疗前2周应该禁止吃含碘量比较高的食物，比如碘盐、紫菜海带、海虾、蟹等，这样身体高度缺碘，甲状腺癌细胞才能更饥渴地摄取碘-131，治疗效果才好。最后，如果病人存在基础疾病，如糖尿病或高血压，那就先要控制好血糖和血压，控制好原来的基础疾病也是保证碘-131治疗成功的秘诀。

做完碘-131治疗后体内会散发射线，这时候就需要和其他人，特别是家人隔离开，防止身上带有的射线照射到周围人。碘-131一般半衰期为7天，所以2周后病人就可以正常生活了。

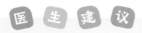

碘-131治疗是甲状腺癌常见治疗手段，不良反应轻，绝大部分病人治疗期间并没有任何不适，效果肯定，所以不用过分担心。

14

得了甲状腺癌可以吃海鲜吗？吃了海鲜会促进甲状腺癌扩散转移吗

　　很多病人得了甲状腺癌后对海鲜就一点都不碰，好像这些都是毒药，觉得海鲜是促进甲状腺癌发生发展的罪魁祸首。事实并非如此，过度忌口其实并没有必要，甚至对人体有害。碘是人体必需的微量元素之一，就是人体需要碘元素来完成人体的新陈代谢。人体每天碘的摄入量以1 500 μg左右为益。

　　甲状腺癌病人是可以适当吃一些海鲜，海鲜属于一种高营养和高蛋白质食物，当然其中碘的含量也比较高。其实甲状腺癌病人吃了适量的海鲜以后可以补充体内的营养物质，缓解癌症或者手术导致的疲乏和虚弱，有利于帮助伤口和体能的恢复。海鲜不要吃太多，防止营养和碘过剩就可以了。每天碘摄入量不超过600 μg就可以，在治疗期间还要注意饮食均衡，有助于病情的恢复。

　　甲状腺癌病人在术后一般需要进行TSH抑制治疗，长期大量摄入含碘量特别丰富的紫菜、海带和海苔等食物，不利于TSH水平的降低。其实只有甲状腺癌伴有甲状腺功能亢进症（简称"甲亢"）的病人需要严格的低碘饮食外，其他90%以上的甲状腺癌病人都没有甲亢的情况，可以食用海鲜。

　　海鱼和海虾之类食物的含碘量并不高，每周食用2～3次，可以补充Ω-3脂肪酸，甲状腺癌病人食用完全没有问题。但含碘量较高的海产品如：海藻、紫菜、海带、海苔和虾皮等，对于长期居住沿海地区的甲状腺癌病人可以适度控制。

　　如果近期需要做碘-131治疗的甲状腺癌病人，在停药并做饮食准备时候需要忌碘饮食，尽量食用含碘量低或者无的食物为益。

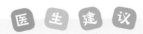

医　生　建　议

　　碘是人体必需的微量元素，甲状腺癌病人可以适度进食海鲜，无需过分严格忌口。

15

甲状腺癌术后需要忌口吗

甲状腺癌手术以后是需要忌口的。刚做完手术时甲状腺癌病人往往会感觉吞咽时有疼痛感，总感觉有东西卡住，甚至有咽不下去的感觉。因此，在手术后6小时，麻醉反应消失后，可以先少量饮水，在没有吞咽困难或呛咳的情况下，病人就可以开始流质食物（如米汤、果汁或者藕粉等），以减少反复咀嚼食物、吞咽费力导致的咽喉部不适，症状加重，同时也需要避免辛辣刺激食物（辣椒、烟酒）和过热食物。当术后1～2天这种感觉减轻后就可以吃面条或者粥等半流质食物；等感觉吞咽已经不受任何影响就可以正常进食。

和王小姐一样接受了侧颈区淋巴清扫的病人还需要注意，在术后短期内不能吃油炸食品、高脂肪饮食、高蛋白质饮食，短期内也不建议喝牛奶。因为甲状腺癌手术时清扫颈侧区淋巴结后高脂肪、高蛋白质的食物有可能会加重颈部乳糜漏，这类病人的引流液会变白增多，会导致拔管延迟或者感染增加。

如果甲状腺癌手术时涉及了食管，饮食要就需要格外注意。术后2周之内，不能吃坚硬的或者粗糙的食物。防止这些坚硬食物加重修补后的食管损伤。如果恢复良好，没有其他异常情况发生，就可以慢慢地恢复到正常饮食了，但是仍需要注意饮食均衡、避免为了补充营养而暴饮暴食。

甲状腺手术后病人建议进食温凉食物为宜。吃过热的食物会导致口腔和消化道烫伤，还会加重口腔黏膜发红、充血，吞咽疼痛加剧。

有些病人术后会发生饮水呛咳，除了要明确原因外，可以选择比较干燥成形的食物，如面包、馒头等。这样的食物咀嚼后可以形成食物团块，不容易呛咳进入气管。喝水也避免用吸管，而是将水放汤匙上，慢慢咽下。经过一段时间的锻炼，一般2～4周左右，大部分饮水呛咳的病人情况可以得到改善。

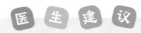

　　甲状腺手术后病人可以从进食温凉流质开始，避免辛辣刺激，或者过热食物，侧颈区淋巴清扫病人需要暂时术后禁忌高脂肪或高蛋白质饮食。等颈部引流拔除，可以恢复正常饮食。

16

甲状腺癌术后能运动吗

甲状腺手术后1周就可以逐步开始恢复运动，但运动的强度应该从弱到强，运动方式由简单到复杂，时间也需要由短到长。当然，运动方式和剧烈程度还应该和病人本身情况、甲状腺癌手术方式和范围、恢复状态有关。

大部分甲状腺癌病人只做了传统或者腔镜甲状腺切除和（或）中央区淋巴结清扫，这类手术范围相对较小。手术1周后就可以活动自如，可以进行不太剧烈的锻炼，如散步、瑜伽或者拉伸等活动较小的运动。术后1个月病人基本恢复正常后，就可以进行慢跑、游泳等强度略高的运动。但如果病人手术范围较大或者恢复不够，有可能需要更久的时间才可以进行上述运动。甲状腺消融的病人一般颈部功能不受影响，在消融引起的局部肿胀消失后就可以爬山、慢跑、瑜伽等动作比较轻柔的运动。如果病人手术后没有完全恢复，马拉松、足球、篮球和羽毛球等这种较剧烈的运动，会对病情造成一定的影响。所以，手术以后的病人应该多注意休息，等身体状态完全恢复以后，再开始做剧烈运动，在运动的时候也不要太过于劳累，应该根据自己的实际情况决定运动方式和运动量。

病人可以进行这几方面的锻炼：① 颈部功能锻炼：甲状腺癌病人在术后需要对于自己的颈部进行功能锻炼。一般在术后第二天开始，就可以进行颈部左右运动，幅度不要太大，上下活动幅度小于30°，1周后，运动幅度可以增大，时间可以延长。② 上肢功能锻炼：对于自己的上肢进行拉伸锻炼，促进肌肉收缩锻炼，有效促进上肢血液和淋巴的回流。常见有爬墙运动、划臂运动等。③ 肩关节锻炼法：甲状腺癌病人做完侧颈区淋巴结清扫手术后，容易存在着肩部综合征，肩部酸胀、活动受限。所以病人在做完手术以后，需要每天适度对自己的肩关节做相关的康复训练，比较常见的锻炼方法有耸肩运动和梳头运动等。

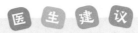

医 生 建 议

　　甲状腺癌术后可以运动，但运动的强度应该从弱到强，运动方式由简单到复杂，时间也需要由短到长。

17

得甲状腺癌后可以怀孕吗

近年来，像王小姐那样年纪轻轻就患甲状腺癌的病人越来越多了，很多年轻女性得了甲状腺癌后很想知道到底什么时候可以怀孕？她们担心手术、碘-131治疗和服用左甲状腺素钠片（如优甲乐、雷替斯和加衡等）对孕妇和胎儿有影响。其实得了甲状腺癌是可以正常怀孕生子的，大家不用特别担心。但具体什么时候可以怀孕，需要根据自己的具体情况请医生分析一下。

总体来说，除非刚做完手术，或者近期需要做碘-131治疗的甲状腺癌病人不建议怀孕，其他病人并没有特别限制，都可以怀孕。很多人担心刚做完甲状腺手术麻醉药或者术前检查会对胚胎有影响。其实每个麻醉药的作用时间不同，其排出时间也不同，一般麻醉药的代谢时间都较短，半衰期在1小时之内，因此麻醉药在6小时之后，就可以完全代谢掉，体内残留的药物基本接近于0，不会对人体造成持续的影响。因此，只需要经过一个完整的月经周期，就可以自然受孕了。

对于术后需要进行碘-131治疗的病人则需要先暂停备孕，因为碘-131具有放射性。首先接受碘-131治疗之前我们需要停止所有左甲状腺素钠片（如优甲乐、雷替斯和加衡等）的摄入3周，并进行低碘饮食；然后服用碘-131后需要隔离7～10天，此时病人身上会带有射线。由于低碘和放射性物质的关系，碘-131治疗后不建议在半年内怀孕，在治疗结束后半年至1年后再怀孕比较安全。

还有病人已经有了备孕计划或者已经怀孕，认为服用左甲状腺素钠片（如优甲乐、雷替斯和加衡等）可能会对宝宝产生不良的影响，其实这类药物对孕妇和孩子都是安全的，准妈妈们无需担心，只要按时服用，根据医生的医嘱将其调整到适合的剂量就可以了。在打消病人顾虑之前，先要了解一下最常用的优甲乐中的成分。"优甲乐"等药物中主要含有左甲状腺素钠，这种合成的甲状腺素与人体自然分泌的甲状腺素结构一模一样。甲状腺素是机体新陈代谢必不可少的，就和我们身体东西不够就要去补充，和吃饭和补充维生素是同样的道理。此外，这类药物使用是安全的，在孕期哺乳期和备孕期都可以放心使用。但这类药物还是需要在专业医生的指导下，合理使用。怀孕期间所服用的左甲状腺素钠片剂量可能要适当调整，因为大多数孕妇在怀孕以后，体内代谢的水平明显增高，需要定期检测甲状腺功能来调节促甲状腺素（TSH）的量，这样才能保证胎儿的正常发育。一般将促甲状腺素（TSH）维持在 2.5 μIU/mL 以下，对胎儿的生长发育更好。

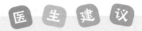

医 生 建 议

　　碘-131治疗结束半年到1年后才适合怀孕，左甲状腺素钠片（如优甲乐、雷替斯和加衡等）对孕妇和胎儿无影响，可以在医生的建议下正确使用。

18

甲状腺癌会遗传给孩子吗

　　很多病人担心自己得了甲状腺癌后会遗传给下一代，有的甚至害怕结婚生子，怕自己的孩子也得上甲状腺癌。其实这种担心不必要，事实证明绝大多数的甲状腺癌并不会遗传给孩子。青年男女可以正常的结婚生子，更不需要因此产生自卑。

　　最常见的甲状腺癌包括甲状腺乳头状癌和甲状腺滤泡状癌，这两种癌的发生主要和环境、饮食有关，并不属于遗传疾病。但有些人会说自己家族里面好几个人都得甲状腺疾病，这是怎么回事呢？其实，甲状腺癌是有家族聚集性趋势的，这个意思并不是说甲状腺癌会从父母遗传给孩子，而是具有相同生活习惯或者居住相同环境的家族成员中会有较多人患有相似疾病。这些就说明甲状腺癌的发生与环境和生活习惯息息相关。

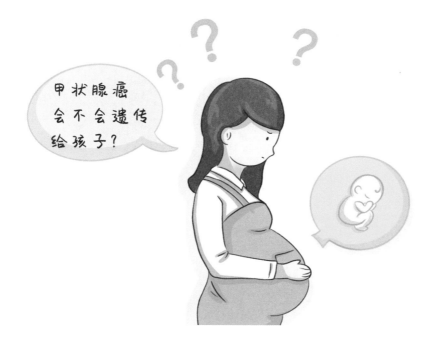

甲状腺髓样癌大部分是散发的，占75%～80%，中老年人多见。但有10%的病人具有遗传性。发病年龄较轻，一个家族中发现多人同时患病，其发病原因和某些癌基因突变有关。

目前人类还没有真正了解清楚甲状腺癌的发病原因，但事实已经证明可能相关的环境和饮食因素有：放射性射线、碘、生活习惯和环境污染。科学家曾经用射线照射小鼠的甲状腺，导致甲状腺癌的发生。曾经切尔诺贝利核电站爆炸导致放射性物质释放，污染环境，核电站附近很多孩子得了甲状腺癌。因为射线可以使得甲状腺细胞核内DNA发生断裂或者突变，导致甲状腺癌的产生。射线还可以直接破坏甲状腺滤泡，导致甲状腺代谢障碍，甲状腺素合成减少，导致甲状腺癌发生。因此，如果需要接受颈部放疗的儿童就需要特别警惕甲状腺癌的发生。碘过剩或者碘缺乏也会导致甲状腺癌的发生。日本、冰岛和韩国都是高碘地区，其甲状腺乳头状癌的发病率较其他国家高；而中国内陆缺碘地区则甲状腺滤泡状癌发病率较高。其他一些甲状腺病变，如结节性甲状腺肿、桥本甲状腺炎和甲状腺腺瘤，与甲状腺癌的关系目前还不明确。

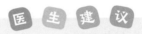

医 生 建 议

除了部分甲状腺髓样癌，绝大多数甲状腺癌并不会遗传给下一代，青年男女可以正常的结婚生子不需要因此产生自卑。甲状腺癌的发生与环境和饮食等因素密切相关，和遗传无必然联系。

19

甲状腺癌术后，左甲状腺素钠片应该怎么服用

很多甲状腺癌病人会疑惑，甲状腺癌术后为何需要服用左甲状腺素钠片（如优甲乐、雷替斯和加衡等）呢？一般需要服用多久？长时间用药有没有不良反应？又该如何调整药物剂量呢？

要回答这些问题，首先需要了解一下为什么甲状腺癌术后需要服用左甲状腺素钠片。甲状腺癌是激素依赖的恶性肿瘤，受到促甲状腺激素（TSH）的调控，癌细胞表面和正常甲状腺组织细胞表面都有促甲状腺激素受体，这种受体可以接受血液中的TSH，从而促进细胞增殖。左甲状腺素钠片可以抑制TSH释放到血液，从而达到抑制甲状腺癌细胞生长、复发和转移的作用。因为手术会切除部分或者全部甲状腺，甲状腺的整体数量会减少，功能会部分或全部丧失，因此人体就会缺乏甲状腺激素。如果接受了全部甲状腺切除的甲状腺癌病人，就需要终身服用左甲状腺素钠片，来弥补甲状腺激素的缺失。

如何调整甲状腺癌手术后左甲状腺素钠片的剂量呢？左甲状腺素钠片的主要成分和人体内的甲状腺素结构一致，是治疗甲状腺癌的主要药物。左甲状腺素钠片的治疗剂量取决于病人的病情、年龄，体重和促甲状腺素（TSH）的水平。左甲状腺素钠片是人们常用的代替甲状腺素的药物，其安全性在药品安全等级中被认定为安全等级最高的药物，因此对孕妇和儿童，以及其他人群都没有特别不良反应，所以可以放心服用。

以最常见的甲状腺乳头状癌和滤泡状癌病人为例，甲状腺切除术后的前2年，一般要严格进行促甲状腺素（TSH）抑制治疗。医生会建议将促甲状腺素（TSH）控制在0.1 μIU/mL以下，因为这样能够更好地预防甲状腺癌的复发和转移。2年以后没有复发和转移，可以将促甲状腺素（TSH）水平控制在2.0 μIU/mL以下即可。10年以上复查，均没有复发转移，只切除了单侧甲状腺的甲状腺癌病人可以考虑停药处理。但要是因为双侧甲状腺癌或者甲状腺癌淋巴转移较多，行甲状腺全部切除的病人则需要长期服用左甲状腺素钠片。

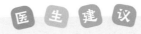

医 生 建 议

　　左甲状腺素钠片的主要成分和人体内的甲状腺素结构一致，是治疗甲状腺癌的主要药物。左甲状腺素钠片的治疗剂量取决于病人的病情、年龄、体重和促甲状腺素（TSH）的水平。

20 如何服用左甲状腺素片药物才是最佳？如果漏服了该怎么办

常见的左甲状腺素钠片（如优甲乐、雷替斯和加衡等），一般需要储存在25℃以下，干燥且阴凉的地方，不要在阳光暴晒为宜。高温季节可以将左甲状腺素片放置于冰箱4℃冷藏室，切记不要放入−18℃冷冻室。

一般左甲状腺素钠片需要清晨早餐前半小时空腹服用。清晨服用更符合人体甲状腺激素分泌昼夜变化的特征，有利于维持稳定的甲状腺素水平。左甲状腺素钠片的药物半衰期一般长达7天，所以只需要每日清晨一次全部吃完就行了。因为很多食物对左甲状腺素钠片的吸收有影响，如牛奶等。左甲状腺素钠片需要空腹服用。空腹服用左甲状腺素钠片可以使得这个药物被吸收得更加完全。而且左甲状腺素钠片对胃肠的刺激很小，因此空腹服用完全没问题，并不会导致服用后出现胃痛或腹泻的情况。

很多病人有过这样的经历，周末总想睡个懒觉。那万一睡过了头，超过了早上吃左甲状腺素钠片的最佳时间应该这么办呢？其实可以定个闹钟在每天习惯服药的时间点把自己叫醒，服用后继续睡觉。或者实在超过了也无需惊慌，病人可以在当天睡觉醒来后，把它空腹补吃就行了。

还有病人可能有工作一忙或最近病了无法服用左甲状腺素钠片，如感染新冠期间病得迷迷糊糊漏服了几天左甲状腺素钠片，那又该怎么办呢？偶尔有几天忘记服用左甲状腺素钠片并不会出现生命危险，自己也没有任何感觉。但这并不意味着可以随便停止不吃。想保持稳定的甲状腺激素水平，就最好将前面漏服的慢慢补上。如漏服一天，可以第二天补上，就是第2天服用2倍剂量；如漏服不止一天，那应该将漏服的剂量分散到后面的日子里，慢慢补足，直至补全所有漏服左甲状腺素钠片剂量为宜。

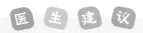

医生建议

左甲状腺素钠片需要清晨早餐前半小时空腹服用。如果出现漏服可以在后面几天内慢慢补充。建议服用药物要规律，尽量避免漏服。

21

妊娠和哺乳期的甲状腺术后女性可以继续服用左甲状腺素钠片吗？这类药会对胎儿或婴儿造成不利影响吗

不需要担心，妊娠和哺乳期还是可以继续服用左甲状腺素钠片（如优甲乐、雷替斯、加衡等）。有些女性病人在备孕或者怀孕以后特别担心自己服用的左甲状腺素钠片等药物对自身或者胎儿产生不利影响，因此擅自停药。其实在妊娠期擅自停药不利，反而有害。因为人体内的甲状腺激素是促进胎儿骨和神经系统发育的主要激素。甲状腺素缺乏可能导致胎儿神经发育障碍，骨骼发育异常甚至导致流产和畸胎。临床安全研究评估显示：左甲状腺素钠片的安全性与维生素类药物和叶酸类药物相同。

左甲状腺素钠片本身不能透过胎盘，不会影响胎儿发育。但胚胎发育期间需要母体内的足够的甲状腺激素来保证胎儿的生长发育。孕晚期甚至需要加大左甲状腺素钠片的剂量，有时需要增加平常用量的30% ～ 50%。左甲状腺素钠片不会透过胎盘，对胎儿没有不良反应，也不会引起畸形。将促甲状腺素（TSH）维持在2.5 μIU/mL比较合适，这个数值在备孕、怀孕，甚至产妇母乳喂养期间都是安全的。

虽然左甲状腺素钠片安全等级高，但并不意味着其有百利而无一害。服用这类药物或者调整剂量时还需注意，出现严重心慌，心跳 > 100次/分，怕热、多汗、腹泻、失眠、焦虑、手抖、体重锐减等症状，提示可能左甲状腺素钠片剂量过大，需要及时去医院进行适当调整。

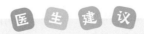

医 生 建 议

　　甲状腺术后女性在妊娠期和哺乳期服用左甲状腺素钠片（如优甲乐、雷替斯和加衡等）是安全的，左甲状腺素钠片不会影响胎儿生长和发育。

22

左甲状腺素钠片可以和其他药物同时服用吗

许多病人除了需要每日早晨空腹服用左甲状腺素钠片（如优甲乐、雷替斯和加衡等）外，还需要服用高血压药，治疗胃病的止酸剂，或降糖药物等。很多药都是需要空腹的，那这些药可以和其他药物一起服用吗？这些药物都吃进去会引起不良反应吗？遇到需要同时服用这些药物，应该如何正确服用呢？我们针对网络上病人询问最多的药物列了表格（表3-2）。

表3-2　常用药与左甲状腺素钠片的相互作用和推荐服用方法

分　　类	药物名称	相互作用	推荐服用方法
降血糖药物	二甲双胍、阿波卡糖、格列美脲、瑞格列奈等	增强降糖药物的作用，导致血糖不稳定	注意监测血糖，必要时候调整降糖药物剂量
降血脂药物	考来烯胺、考来维仑，考来替泊	相互影响妨碍吸收	间隔5小时以上
胃肠道含铝止酸剂和质子泵抑制剂	含有铝的止酸剂、达喜、奥美拉唑、雷贝拉唑、埃索美拉唑	影响左甲状腺钠片（如优甲乐、雷替斯和加衡等）的吸收	间隔5小时以上
抗凝药物	双香豆素类药物	两者竞争结合导致出血风险增加，加重不良反应	根据凝血功能调整抗凝药物的剂量
抗骨质疏松药物	雷洛昔芬	导致左甲状腺素钠片的代谢延迟	根据甲状腺功能调整左旋甲状腺素片（剂量）
含有铁或钙的药物	硫酸亚铁、碳酸钙、葡萄糖酸钙等	降低左甲状腺素钠片在肠道被吸收	间隔5小时以上

分　类	药物名称	相互作用	推荐服用方法
含有黄酮类成分药物	黄芩、银杏、甘草、葛根、苦参	妨碍左甲状腺素钠片的吸收	间隔2小时以上
精神类药物	舍曲林	增加两者药物不良反应	间隔2小时以上
肝药酶诱导剂	苯巴比妥、苯妥英钠、利福平、氯喹和巴比妥	增加甲状腺素代谢，降低左甲状腺素钠片（优甲乐、雷替斯和加衡等）的疗效	根据甲状腺功能调整左旋甲状腺素钠片的剂量，必要时增加剂量

第四章

刚做完甲状腺手术的病人
最想知道的事情

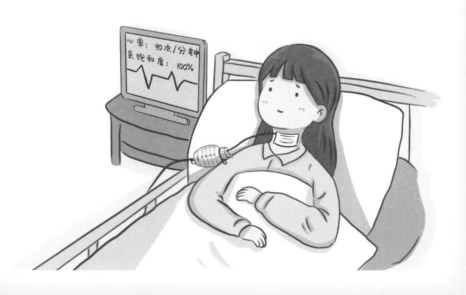

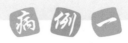

病例一

　　小陈的穿刺病理报告显示：右侧甲状腺穿刺见异型细胞，乳头状癌可能，*BRAF*基因突变。于是在医生的建议下小陈接受了甲状腺癌的手术治疗。

　　术后当晚，小陈度过了迷迷糊糊的晚上，早上睁眼在病床上醒来，身上接着心电监护，身边放着显示心率、呼吸和氧饱和度的监护仪，脖子上手术切口盖着白色纱布，还有一个小瓶子通过一根细管子连接着伤口。小陈尝试咽了口水，发现吞咽时自己的喉咙很痛，刚想讨口水喝，发现讲话时嗓子有些干涩，还有异物感。正好医生早上开始查房了，小陈和陪夜的妈妈向医生提出了一些问题。

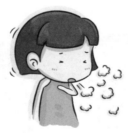

呼吸困难

1

做完甲状腺手术以后，感觉有点头晕、恶心和呕吐要紧吗

甲状腺手术一般都在全身麻醉下进行。全身麻醉一般都是安全的，通过吸入和静脉联合给麻醉药物的方式，使得病人迅速"进入梦乡"，以保证手术过程中病人平稳渡过，没有疼痛感觉，也不会因疼痛而产生不愉快的回忆。等手术做完以后，随着麻醉药物的停止，以及促苏醒药物的使用，病人会逐渐苏醒，恢复意识。麻醉药物还没有完全从体内代谢排出的时候，会存在一些因麻药残留导致的短暂不适，如头晕、恶心，甚至想吐等，这类症状会随着时间的推移，以及麻醉药物从体内排出，逐步自行缓解，所以全麻手术以后一般需要给予平躺、吸氧、禁食。如出现恶心呕吐的情况，可以将病人的脸转向一侧，防止呕吐物吸入气管。当病人恶心、呕吐症状比较明显时，可以请医生给予一定的止吐药物对症处理。

另外，当进行甲状腺手术时，为了充分显露甲状腺手术区域，手术时需要将病人后背垫高，脖子后仰。当这个姿势保持一段时间直到手术结束，这时有些病人的脖子会出现酸胀不舒服，甚至头晕的表现。特别是病人如果既往有颈椎病史，就会使得类似颈椎病的症状加重，出现明显的恶心、头晕等。出现这种情况，经过平卧休息后绝大部分病人都可以自行缓解，无需过分担心。

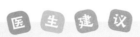

医生建议

甲状腺手术当天出现头晕、恶心呕吐的症状属于常见的术后反应，一般平卧休息后即可缓解，如症状严重，可以请医生根据症状程度给予药物，进行对症处理。

2

刚做完甲状腺手术，吃东西和咽口水都痛该怎么办

　　这是甲状腺手术做完第一天，几乎每位病人都会反映的情况。原因在于甲状腺的位置长在气管前方，颈部皮肤肌肉的深面，是被层层保护的柔弱器官。这个位置使得本身娇弱的甲状腺不易在颈部外伤或者外力中受到伤害，但也使甲状腺手术时，医生没那么容易找到甲状腺"本尊"，通常手术医生需要切开皮肤以后，分开好几层肌肉后才能见到甲状腺。手术完成后医生会将这些肌肉、脂肪和皮肤缝合，归到原位。但由于手术时需要分离、切割或牵拉皮肤、脂肪和肌肉来显露甲状腺，会引起手术后颈部肌肉的"拉伤"样反应。可以理解为和体育运动中各种原因导致的颈部肌肉拉伤一个道理。这种疼痛感觉在数天内会存在局部肌肉酸痛，尤其在活动这块肌肉时加重。这种颈部肌肉拉伤导致的吞咽疼痛感一般几天就能够明显缓解。

　　另外，甲状腺手术时，病人咽喉部的黏膜会出现反应性的充血水肿，类似于急性咽喉炎的感觉，因此吃东西和吞咽口水都会有疼痛的表现，甚至出现"刀割喉"的症状。这种咽喉部充血水肿导致的吞咽疼痛，也会在术后 1～2 日自行缓解。

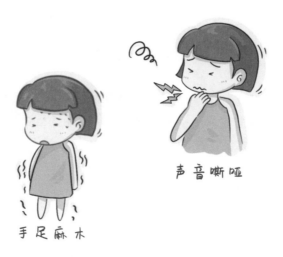

手足麻木　　声音嘶哑

因此甲状腺手术后1～2天内，医生常会建议病人吃一些流质食物（米汤、果汁或藕粉等），然后过渡到半流质食物。食物以细、软和温凉为主。避免吃一些干硬、辛辣、刺激和过烫的食物，以免加重症状。

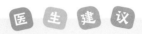

甲状腺术后吞咽疼痛通常来自颈部手术区域肌肉拉伤样疼痛，以及咽喉部黏膜充血水肿而导致的炎症反应。甲状腺术后一般予以细、软和温凉食物为主。避免吃一些干硬、辛辣、刺激和过烫的食物，这些症状数日后会自行缓解。

3

讲话时嗓子有些干、有些疼痛，还有些异物感是怎么回事

病人手术结束从麻醉中迷迷糊糊苏醒过来时，许多人会觉得自己的咽喉不适，有异物感，有口痰卡在喉咙里，咳不出来咽不下去。有的人甚至会咳出一些带血丝的黏痰，这是怎么回事呢？

其实不仅仅是甲状腺手术，许多全身麻醉手术病人都会有类似的情况。全身麻醉状态下，人体全身都出于被麻醉的松弛状态，大部分肌肉都暂时处于被麻痹的怠工状态，其中也包括用来维持呼吸的呼吸肌。没有其他机器辅助通气的情况下，呼吸肌一旦"罢工"，人体就会迅速产生缺氧并危及生命。因此，在全身麻醉状态下，需要有帮助病人维持呼吸的机器来代替病人自己呼吸的动作，这也就是大名鼎鼎的"呼吸机"。

呼吸机和人体相连需要通过一根空心的气管插管。手术时麻醉师会通过口腔-咽喉-声门，插入气管插管，维持气道的通畅，随后通过呼吸机将麻醉气体和氧气注入肺中，并分离身体代谢产生的二氧化碳。呼吸机模拟正常呼吸作用来维持手术麻醉过程病人的安全。气管插管会在全麻结束后，病人恢复呼吸后拔除。

正是这根气管插管在麻醉前后的插入和拔除时，经过病人咽喉-声门-气道，产生摩擦，导致咽喉部黏膜、声带和气管壁的充血水肿，产生类似于急性咽喉炎和上呼吸道感染的咽部不适和异物感。这种症状通常在甲状腺手术2～3天后随着充血水肿的退去，逐步缓解。术后如果病人咽部不适及异物感非常明显，医生可能会采用药物或雾化吸入等方法来缓解咽喉、声带和支气管壁的充血水肿。

甲状腺手术后通常在颈部手术区域会留置引流管。引流管对气管的刺激，也会造成一部分病人出现颈部异物感。一般在拔除引流管后这些症状会有所缓解。

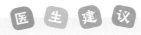

医 生 建 议

    甲状腺手术后的咽喉不适、异物感，通常是由全麻手术时气管插管的插入和拔出，以及颈部手术区域引流管的不适导致，随着术后时间的推移，以及引流管拔除，咽喉不适和异物感会自行缓解。

4

做完甲状腺手术后多久能吃东西，有什么注意点吗

全身麻醉后，尽管大脑已苏醒，但在手术后的数小时内其实麻醉药物尚未完全从身体内代谢排出。因此肠胃道还处于晕晕乎乎的状态，毫无动力。过早饮食，吃下去的东西无法消化，导致进食后容易产生多次反复恶心、呕吐。

反复恶心、呕吐是甲状腺手术后不愉快的体验，对于甲状腺手术后恢复也不利。所以一般建议甲状腺手术6～8小时后，如果没有明显的头晕、恶心、呕吐，可以尝试进食少量水，如试探进水后没有恶心、呕吐等不适感，就可以进食清淡容易吞咽的流质食物，如果汁、米汤和藕粉等。

术后第二天一般就能够吃一些半流质食物，如粥、面和馄饨等。术后饮食的要点在于"温润"二字，进食的食物温度不宜过烫，以温或略凉为宜，食物质地建议细软容易吞咽为宜，进食食物过烫或过硬会导致吞咽不适感。辛辣刺激在术后几天内也应尽量避免，以免这类食物加重咽喉不适感。

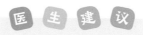

甲状腺手术后6～8小时可开始进食流质食物，然后过渡到半流质食物，食物应该以温凉、方便吞咽为主，避免辛辣、刺激和过热食物的刺激。

5

做完甲状腺手术当晚，发生什么情况需要第一时间通知值班医生

在手术前，手术医生往往会同病人和病人家属进行常规术前谈话，一般内容包括交代目前病情、介绍手术方案，以及告知手术风险、可能面临的并发症以及术后注意事项。其中手术风险、可能面临的并发症内容非常多，听起来也很复杂，其中常夹带许多医学专业术语，因此很多病人表示听到最后前面的内容已经记不太清楚了。其实术后需要关注以下几点。

（1）呼吸好不好？甲状腺手术后第一个24小时之内，呼吸是最需要注意的。俗话说：人活一口气。严重的呼吸不畅可能导致危及生命的窒息。甲状腺手术后导致呼吸困难的原因有4点：① 出血：甲状腺手术后发生出血，随着出血增加血肿持续增大，使得原本就不宽敞的颈部空间"雪上加霜"，气管被逐渐压扁，引起病人呼吸困难甚至窒息。② 神经麻痹：甲状腺后方有两根神经，叫作喉返神经。它们负责控制发声音和气管大门（声门）的开放与关闭。尽管医生在甲状腺手术中会尽可能保护它们，但有病人甲状腺癌侵犯神经、手术对周围淋巴组织进行清扫时，使得它们受到影响，如触碰、牵拉或者清扫后神经血供减少等因素，都会导致病人术后会出现一过性神经麻痹。情况类似于大家在马桶上坐很久，脚会麻木无法行走一样的道理。如果两侧喉返神经都罢工，则可能导致声门关闭，出现危及生命的呼吸困难。③ 水肿：手术时间长、范围大、病人过于肥胖等多种因素可能会导致喉头充血水肿，使得咽喉部的黏膜肿胀堵塞气管大门（声门），这种情况也会出现呼吸困难。④ 甲状腺太大：当甲状腺结节长得特别大、长时间压迫气管，手术切除后也容易引起呼吸困难。因此，甲状腺手术后出现呼吸不畅、呼吸困难，甚至窒息的情况时，请务必第一时间通知医生进行紧急处理，这可能是关乎生命的要紧情况。

（2）手足麻不麻？相信大家都有过游泳时腿抽筋的经历，甲状腺手术后有些病人也会出现类似症状。如甲状腺手术后病人出现手足麻木、腿脚抽筋或者口唇蚂蚁爬的感觉。这些症状多见于缺钙，不过，这种缺钙并非来自广告中经常宣传的年龄增加、骨质疏松、钙质流失等原因。而是因为甲状腺的背后藏着

几个如黄豆大小的甲状旁腺，由于甲状腺的体积比甲状旁腺大很多，所以一直以来甲状腺就像大哥一样保护着身后的"小弟"——甲状旁腺。甲状腺切除手术时，医生会保留甲状旁腺，它们并不是医生手术切除的目标。但由于失去了赖以依靠的甲状腺大哥"支持"，术后的甲状旁腺会短时间出现"消极怠工"，导致甲状旁腺素水平下降，无法完成日常维持血钙水平能力，导致出现麻木抽搐等缺钙表现。轻度缺钙可能出现病人双侧手足麻木感，口唇像蚂蚁在爬的感觉，更加严重缺钙可以导致面部麻木、四肢抽筋，甚至危及生命。所以，当甲状腺手术后发现自己出现"手足麻木"，应当及时向值班医生反馈，由医生评估缺钙情况，立即给予补钙处理。一般医生会根据缺钙程度补钙，给予口服钙片或静脉补钙。

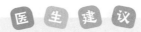

医生建议

　　甲状腺手术后病人需要关注自己的呼吸和手足麻木情况，如出现呼吸不畅、呼吸困难，手足麻木或腿脚抽筋，需要及时联值班医生。

6

护士在床头放个神秘的包裹是干什么用的

有的细心病人会发现，甲状腺手术当晚，护士会在病人床头放着一个包裹，上面贴着医院里表示消毒后的封条，很多人会好奇里面是什么。这个包裹其实叫作"气切包"，里面包裹了一系列进行气管切开操作所需要的全部器械。甲状腺术后如果存在颈部伤口内出血，血块增大可能随时压迫气管导致窒息，需要即刻进行抢救。之所以放置这个包裹，就是万一出现甲状腺术后出血，气管受压窒息时，为了及时抢救生命，需要及时在床旁打开颈部伤口清理血块，恢复气管通畅用的。所以床头这个神秘包裹其实是用来救命的，不要轻易挪开尽管所有人都希望当晚不需要用到它。

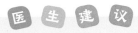

医 生 建 议

　　甲状腺术后床头的包裹是"气管切开包"，是为了防备万一存在颈部出血压迫气管导致窒息时，打开伤口、取出血块、恢复气管通畅时需要使用的器械。

7

甲状腺手术后，颈部的引流瓶什么时候能拔掉

病人会发现甲状腺手术后颈部还有一个引流血水里的引流瓶，瓶子里是伤口里流出的带血的液体。引流瓶有什么作用？什么时候能拔掉？成了很多病人内心的困惑。

这个引流瓶通常被称为负压引流瓶，顾名思义，这个瓶子内部带有负压，可以将伤口内渗出的血液和组织液吸出并存瓶内。术后每天上午，病房的护士都会按时将瓶内液体倒干净，并记录每日瓶内引流液体的总量并汇报给医生。负压引流的作用是起到观察作用。甲状腺手术做完，随着医生缝合完毕皮肤伤口，手术切除甲状腺区域好比一个没有窗户的黑屋子，里面正在发生什么，有没有出血，都无人知晓。负压吸引瓶的引流作用就像给这个黑屋子开了一扇窗，根据从伤口内部引流出的液体总量、颜色、性状，可以推测出伤口恢复情况，是否存在术后并发症。如短时间内负压引流瓶内引出大量血性液体，可以判断出存在甲状腺手术区域伤口内出血，可能需要马上紧急手术去止血；如果负压引流瓶内引流出大量乳白色牛奶样液体，则可能存在术后乳糜。通畅的负压引流可以协助医生术后第一时间判断术后恢复情况，并做出治疗决策。

负压引流瓶还可以辅助甲状腺手术的恢复。甲状腺手术后局部会有渗血和组织液的渗出，如果伤口里充满了血液和组织液，等于将伤口浸泡在水里，不利于伤口愈合。同时这些渗液也是滋生细菌的温床，渗液积聚后容易出现术后细菌感染，轻则延缓病人术后恢复时间，重则可能出现危及生命的重症感染。负压引流瓶的作用就在于持续保持负压吸引，可以将创面内部无论血液还是组织液吸出体外，给颈部手术后的创面一个干干净净的愈合环境，对于促进伤口愈合和预防感染都有着至关紧要的作用。

关于何时可以拔除负压引流瓶？很多病人会问错人，比如问了值班医生，或者医生办公室里随便找的其他医生，或者问护士，得到的回答经常都是：不知道。有时病人会很恼火，感觉为什么这些医务人员如此冷漠。恰恰相反，未

参与手术的医生和护士婉拒这个问题，是对病人的负责。不清楚这台手术具体怎么做，术中遇到什么情况的医生和护士是不能够判断何时可以拔管的。拔除负压引流其实一点都不简单，就算都是甲状腺手术，每个人手术类型、生理结构、出血风险、引流的目的都是不同的。① 有的病人术中存在出血，负压引流用于观察术后是否有持续性出血；② 有的病人有高血压或凝血障碍，尽管术中没有明显出血，但仍需要通过负压引流瓶观察是否存在术后迟发性出血；③ 有的病人术中做了侧颈区淋巴结清扫，术后需要观察是否存在乳糜。何时能够安全拔除负压引流，需要主导了整场手术，了解负压引流目的以及拔管指征的主刀医生做出决定。

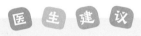

医 生 建 议

　　甲状腺手术后伤口负压引流瓶是用来观察术后伤口内情况、引流创面液体、促进愈合的作用。何时拔除负压引流瓶，需要主刀医生根据手术具体方式、病人恢复情况来决定。

8

甲状腺手术后需要用消炎药吗

开刀手术对于普通人而言绝对是人生中的大事，对于大事的态度就是要重视，手术后最受病人重视的可能就是伤口愈合，都战战兢兢担心伤口会"发炎"，哪怕伤口愈合情况非常良好，也会无论如何想吃点或挂点"消炎药"，感觉更保险一点，心里觉得踏实。然而，绝大部分病人在甲状腺手术后咨询医生"要不要用点消炎药"，多半会得到医生礼貌地回答"不需要"。

需要澄清的一个误区是"消炎药"这个被广泛误用的词语。消炎药这个词语字面含义就是：消除炎症的药物。在老百姓看来，青霉素、头孢类这些都是常用的"消炎药"，然而其实这类药物准确说法应该被称为"抗生素"而非"消炎药"。细菌在伤口滋生会导致感染，会激起机体自身以白细胞为代表的免疫防御反应以抗击感染，这种免疫反应称为"炎症"。大家口中的"炎症"其实多半指的是伤口感染，心中的"消炎药"多半指的是抗生素。

那么甲状腺手术后到底要不要用点消炎药呢？其实并不需要。大部分甲状腺手术的切口在颈部，属于所有外科伤口清洁程度最高的Ⅰ类切口。手术期间切口被细菌污染的概率很低，所以一般不会产生感染，故并不需要使用消炎药。有人认为可以用消炎药来"预防"感染，其实颈部皮肤软组织有着良好的血液滋养，营养充分，伤口也不承受很大的张力，因此长得快又不易感染，所以一般不需加用消炎药来预防感染。

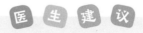

医 生 建 议

　　甲状腺手术切口属于清洁的Ⅰ类切口，术后无需采用消炎药来预防感染。

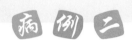

　　小陈的甲状腺手术很顺利，恢复挺快，术后第二天就拔除了负压引流瓶，术后第三天就出院了。医生告诉小陈甲状腺手术1周后可以去门诊复诊。复诊时小陈向医生提出了一些问题。

9 / 甲状腺手术后需要拆线吗

这需要具体问题具体分析，因为不同医生采用的甲状腺伤口的缝合方式挺多。每个外科医生都有自己的手术习惯，采用的手术缝合方式、缝线材料都不相同。大部分病人的甲状腺伤口可以不拆线，如可吸收线缝合，生物胶水粘合，或甲状腺皮肤粘纸贴合等。这些，都无需额外拆线。有些缝合方式，比如金属线皮内缝合，皮肤钉或丝线间断缝合则需要术后进行拆线。这些缝合方式无论是否拆线均不影响伤口愈合时间，但是不同的缝合方式与伤口愈合瘢痕大小有关。因此，甲状腺手术后是否需要拆线，取决于手术医生选择的缝合方法。所以，甲状腺手术后是否需要拆线这个问题，可以在术后询问自己的手术医生。

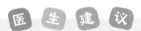

甲状腺术后是否需要拆线取决于手术医生缝合方式，具体是否需拆线需要询问手术医生。

10

医生拔掉引流瓶的时候里面还有血，拔掉以后血会不会积在伤口里

甲状腺手术后放置负压引流瓶的目的是起到观察和治疗的作用。观察甲状腺手术后是否存在伤口内出血，或乳糜等外科并发症；治疗则是将伤口内积累的渗血和组织液吸出，留一个干洁的环境以利于切口愈合生长。一般拔除引流管的标准是引流液的量"不多"和颜色"不深"。意思就是指每日引流液的量不多，一般少于20 mL/天，颜色呈现淡血色，就可以拔除负压引流瓶。引流管拔除后少量的组织渗出液，会被人体吸收，重新回到血液中去。所以拔除负压引流球后伤口内少量的组织液渗出不会影响伤口愈合。

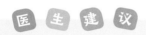

甲状腺手术后负压引流球瓶在引流量减少，颜色变淡后可以拔除。伤口内少量组织液会被人体重新吸收，不会影响伤口愈合。

11

手术切的右边甲状腺，为什么给我吃"左甲状腺素钠片"

这是一个在医生看来莫名其妙，而且挺好笑的问题。但的确困扰过很多没有医药学背景知识的普通老百姓，还有因为这个问题引起病人对医生的误解，甚至医患矛盾的。

大家需要明白的是左甲状腺素钠片并不是仅供左侧甲状腺切除术后使用的甲状腺素，它的全名叫"左甲状腺素钠片"。因此，无论甲状腺手术切除的是左侧甲状腺、右侧甲状腺还是双侧甲状腺，术后口服补充的都是左甲状腺素钠片。左甲状腺素钠片的商品名就是通常所说的优甲乐、雷替斯或加衡等。我们指的左甲状腺素钠（L-T4）片中的"左"就是"左旋"的意思，是化学结构式中的一种。

一定有好奇心强的朋友会继续提问：那为什么偏偏是"左"，而不是"右"，或又或者"中"呢？要说明这个问题，首先要解释一个化学概念——"手性分子"，它指的是化学中结构上镜像对称而又不能完全重合的分子。左旋和右旋是分子角度的外形描述，右旋甲状腺素相当于左旋甲状腺素照镜子，镜子里的样子，左右正好完全相反。虽然这两种分子之间的分子式完全相同，物理性质相同，化学性质却可能有很大差异，两者之间在药力、毒性等方面往往存在差别，有的甚至作用相反。试想一下用来开锁的左旋钥匙，如果另外配一把齿纹一模一样的右旋钥匙，恐怕是没法塞进锁眼里完成开锁的。右旋甲状腺素无法和甲状腺素受体结合，所以对于人体而言是无用的，只有左旋甲状腺素能够实现甲状腺素的生理作用，所以甲状腺手术后病人需要选用左甲状腺素钠片进行治疗。

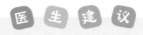

医 生 建 议

无论甲状腺手术切除哪一侧甲状腺，术后内分泌替代治疗都需要选用左甲状腺素钠片。

12

甲状腺手术后多久可以恢复正常工作和学习

当今是个快节奏的社会，很多病人从发现甲状腺结节，到做了甲状腺活检穿刺，再到安排甲状腺手术，前后也就几天到几周的时间。但迫于学习和工作压力，虽然安排好工作、凑足时间住院，可能手术后仍需尽快返回工作和学习中去，甚至在住院期间就要在病床上打开手提电脑、打开手机远程参与一些工作和学习。那这些病人何时能够恢复正常生活呢？

何时能够返工返学，其实需要根据具体手术方式、手术范围和具体工种而定。如果病人接受了常规的甲状腺切除术，并且是办公室文职工作，没有太大体力消耗，敲敲键盘、发发邮件、开开线上会的白领，术后无需休息太久，一般建议术后1周即可根据个人身体恢复情况安排工作；如果采取的是甲状腺热消融术，因为创伤小，术后第2天就可以恢复正常学习工作；如果手术范围大病人接受了侧颈区淋巴结清扫，就需要延缓恢复正常工作和学习的时间，休息2周以上比较妥当。如果病人的工作属于体力活，一般建议在家术后休息2～4周后，然后根据自身恢复情况，逐步恢复正常工作和生活。

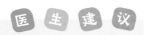

医 生 建 议

　　甲状腺术后，文职工种一般术后1周可以复工，体力工种一般2～4周可以复工，术后需要定期复查甲状腺素水平。

13 甲状腺手术后能坐飞机吗

　　许多病人是来自外地，术后出院以后有坐飞机回家乡的需求；还有些病人原本工作就是"空中飞人"，由于工作原因需要坐飞机出差。对于手术后能否坐飞机，许多病人都有此疑问，毕竟一直听说"身上有新鲜瘢痕的不适合坐飞机，不然伤口会裂开"这种说法。许多航空公司人员对此都不甚了解，当得知乘机人刚进行过手术后，甚至要求其拿出医院出具的"能够乘坐飞机"的文字证明方允许乘客上机。

　　那到底做完手术能否坐飞机呢？甲状腺手术后恢复好之后，是可以坐飞机的，不会有什么影响。飞机给人体带来的最大负担就是超重和失重。也许有些小伙伴联想到飞行员身上不能有瘢痕，害怕飞机的超重和失重会撕裂手术切口。其实这完全是多余的担心，民航飞机的超重和失重时的重力加速度和军用飞机或者战斗机根本没法比。如今的民航客机机舱内都有稳定的供氧和加压，能够维持和地面相似的气压和环境，所以一般客机机舱内不会出现导致伤口裂开的情况。只要是已经愈合好的伤口，基本上就不会受到影响。因此甲状腺手术2周以后，局部恢复良好就可以放心乘坐飞机。

　　对于刚手术做完甲状腺手术1～2天内的病人，或许刚拔除负压引流瓶，机舱内的气压变化，确实有可能会导致部分人出现出血或呼吸费力的情况。特别是对于本来甲状腺术后已经存在呼吸不畅，乃至于呼吸困难的病人，需要仔细评估一下坐飞机的安全性再作决定。对于甲状腺手术后2周以上，恢复良好，呼吸正常的病人，都不用担心。

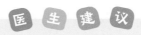

　　甲状腺手术恢复后可以乘坐民航客机，一般建议手术后2周为宜。刚做完手术拔除引流瓶、存在术后呼吸费力，甚至呼吸困难等症状的病人，需要引起重视，延迟乘坐飞机。

14

甲状腺手术后为什么说话会嘶哑？
卡拉OK也唱不了高音

有些病人在甲状腺手术后会觉得自己说话声音没有以前高亢了，甚至有点嘶哑。本来可以像女高音一样飙到的高音也唱不上去了，内心很焦虑。

怎么会产生这样的情况，让大家来了解一下原理。人类通过控制通过声带的气流速度发出声音，而声带的运动则受到两组重要的神经支配，位于甲状腺上方的喉上神经，以及甲状腺背后的喉返神经。喉返神经通过控制声带开闭，调节声门大小以调整音量，声门较小时气流通过速度快则发声较响，声门开大时气流通过相对缓慢发声较轻；同时喉上神经调整声带松紧程度调整讲话音调，声带紧绷时音调较高接近女声，声带松弛时音调较低接近男声。我们讲话就建立在这种神经控制声带的发声基础上。如喉返神经麻痹，声门开门后无法关小或关闭，可能想要说话时只能发出"气声"；喉上神经麻痹时，尽管声带开闭没问题，话可以讲，但发出的声音音调偏低，甚至出现"声如老牛"的情况。

甲状腺手术时会有多种原因术后病人会出现说话声音低、高音发不上去的状况。其实这种现象大部分是可以自行缓解的，也就是说手术以后一般 1 ～ 3 个月恢复，最长 12 个月就可以恢复。当然，如果配合发音训练，有助于声音嘶哑者的早日康复。

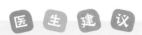

医 生 建 议

　　甲状腺手术后声音嘶哑，高音无法达到一般术后 1 ～ 3 个月就可以恢复，进行发音训练有助于声音嘶哑的早日康复。

第五章

甲亢突眼病人心中的疑惑

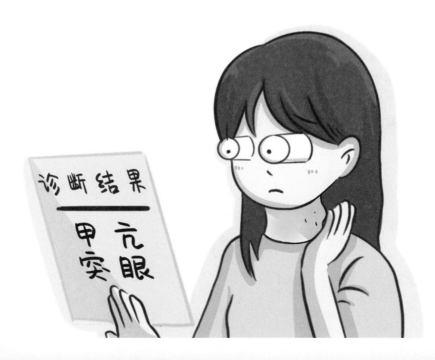

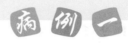

病例一

　　小林最近遇到了一些烦心事儿，刚硕士毕业进入外企上班感到压力山大，常常焦虑到失眠。她的入职体检结果出来了，甲状腺激素和抗体指标都特别高，而促甲状腺素 < 0.01 IU/mL。这不就是甲亢嘛，小林心想，妈妈年轻时好像也得过这个毛病，没什么大不了的。医生开了一些药，但是她总是太忙了忘记吃。可是渐渐的，小林感觉眼睛越来越不舒服，怕光，电脑前坐久了还会流眼泪，同事们都说感觉小林的眼睛有点突出来了。小林非常害怕，以为是眼睛里面长了什么东西，赶紧来到医院检查。小林向医生仔细问了一些相关问题。

1

为什么得了甲亢，眼球突出了

其实甲亢病人眼球突出的还真不少，这也是甲亢的典型的眼部表现。大家可以把甲亢突眼的眼眶想象成柚子壳，白色的柚子肉就相当于眼球，而柚子壳和柚子肉之间白色的部分（相当于柚子厚厚的白色"橘络"）就代表着眼眶内、眼球外的脂肪、肌肉、血管、神经。

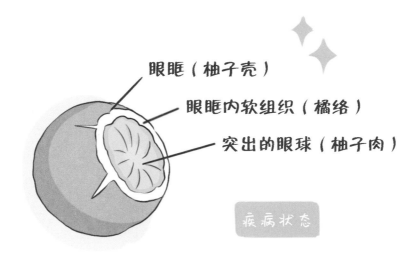

眼眶（柚子壳）

眼眶内软组织（橘络）

突出的眼球（柚子肉）

疾病状态

甲亢突眼出现早期，炎性细胞向着眼眶软组织（也就是柚子的"橘络"部分）中聚集，分泌能够吸水的物质，导致眼眶内软组织水肿，就好比在柚子白色的橘络里猛灌水，橘络便会充水肿胀，眼球后面的组织不断膨胀、眼眶内压力也会增高，眼球也就慢慢突出来了。

眼眶内软组织水肿主要发生在甲亢突眼的早期。随着疾病进展，眼眶内水肿组织中的大量水分被吸收，大量成纤维细胞在原本水肿的"橘络"部位，越积越多，让眼部肌肉和眼球后方脂肪变得纤维化，就好比橘络盘根错节，生长得更加厚实致密了。这时候哪怕将橘络中的水分去除，也无济于事。导致病人眼眶里的组织和正常人相比厚实致密很多，眼眶渐渐装不下了，便把眼球往外推，眼睛便突了出来。因此即使水肿消退，眼球突出也只能得到部分改善，而不能恢复到发病之前的模样。

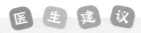

医 生 建 议

甲亢可引起眼眶内软组织水肿、纤维化，眼球逐渐突出，影响病人美观的同时，影响病人的视力，甚至导致失明。

2

得了甲亢突眼后会有什么影响吗

很多病人觉得甲亢并不可怕，反而眼球突出、视力下降才更最可怕。那到底得了甲亢突眼除了眼球突出，还有什么影响呢？

（1）眼睑退缩：几乎每个甲亢突眼的病人会有眼睑退缩。眼睑退缩就是病人的上下眼皮比较正常人更加往后缩，因此病人的眼球突出明显，整个黑眼珠没有眼皮遮盖几乎完全露出，而黑眼珠旁的眼白也露出更多了。这些表现使得病人像"关公"，看上去有一种气势汹汹的感觉，甚至晚上睡觉时眼睛也无法完全闭拢，让人看见吓一跳，就像在睁眼睡觉。

（2）眼睛红肿：甲亢突眼的病人往往在眼皮、眼白和眼周都会有血管扩张充血，有让人觉得刚刚哭完的感觉。

（3）角膜"受刺激"：大家一定有过灰尘落入眼内，不停眨眼睛的经历。其实角膜"受刺激"就像异物进入眼睛一样，眼球不停眨动，并感觉干涩。尤其遇见灯光闪烁时会更加明显，冷风袭来时也会不停流泪。甲亢突眼病人因为上下眼皮后缩，睡觉时也合不拢眼，角膜就会一直和空气接触，不能享受闭眼时候眼泪水的滋润。"金贵"的角膜上皮细胞可受不了这样干燥的生活，便会给眼睛主人发出"眼干、畏光、流泪"的求救信号。如果这还不能引起眼睛主人的重视，那角膜就会渐渐变得不再像从前那般清澈透明，严重时还会发炎、溃疡、穿孔流脓，导致病人视力降低，甚至失明。

（4）复视：复视就是把一个东西看成两个。复视时周围的人都看上去出现了"分身"，物体也变成了双份。这会对病人的生活质量产生很大的影响，比如难以完成大段文字阅读、下楼梯容易踩空、看久了东西会头晕目眩等。

（5）眼睛压力升高：与"青光眼"的高眼压不同，甲亢突眼病人眼压升高是因为眼眶内组织水肿明显，让原本狭小的眼眶空间显得格外拥挤，眼眶里面压力增高压迫眼球，使得被压迫的眼球压力也跟着增高。进一步会出现眼睛酸胀不适，严重时还会导致视力下降。

（6）眼球转动疼痛：就好似早高峰的地铁车厢，载满了人，大家前胸贴着后背，连转动身体也困难，甚至透不过气来一样。眼外肌肉控制着眼球的转动，甲亢突眼病人眼球每转动一下，就会受到周围组织的挤压，免不了摩擦、碰撞，因此突眼病人轻微眼球转动时便会发生疼痛。

（7）视神经病变：视神经也在狭小的眼眶内，位于中心位置。当眼眶中的空间里挤满了水肿的脂肪、肌肉时，就会压迫视神经。视神经可是控制视力的主要神经，一旦被压迫后，就会出现视野缩小。视野缩小就好比用望远镜看东西，能看见的范围明显减小了。另外，还会产生病理性暗点，就像照相机镜头上粘上了脏东西，拍照时总有一个黑点；辨别颜色的能力也会变差，类似于我们平时说的"色弱""色盲"。

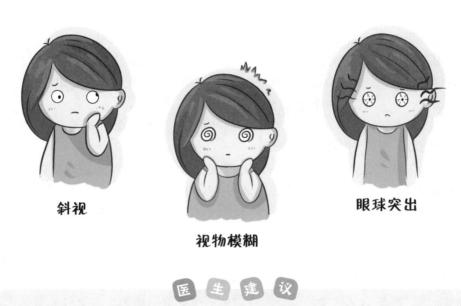

斜视

视物模糊

眼球突出

医 生 建 议

　　甲亢突眼除了影响病人的样貌，还会导致眼睑退缩、眼睛红肿、复视、角膜受刺激、眼睛压力升高、眼球转动疼痛和视力下降，严重影响病人的生活质量，对病人的身心健康造成巨大影响。

3

甲亢突眼怎么诊断？还需要做哪些检查呢

病人被诊断为甲亢突眼有好几步：① 病人有典型的眼部症状，如眼睑退缩、眼睛红肿、复视、角膜受刺激、眼睛压力升高、眼球转动疼痛、视神经病变等。② 甲亢突眼有关"眼"的检查。对于病人不同的眼部表现，医生可采用不同的眼科仪器进行更加客观准确地判断，比如医生使用突眼计测量病人的眼球突出程度、视力验光判断病人视力是否受到影响、眼压计测算病人的眼压、眼肌运动测量判断病人眼睛运动是否受到限制等。③ 甲亢突眼病人的"甲亢"相关检查。最重要的是甲状腺功能检查，主要参考指标有甲状腺相关激素水平（如游离T3升高和（或）游离T4升高、TSH降低），相关抗体（TgAb、TRAb和TPOAb升高）。④ 甲状腺B超检查，可以判断甲状腺有没有甲亢表现、甲状腺肿大、缩小或有没有长结节等。⑤ 眼眶影像学检查。眼眶CT平扫和眼眶增强磁共振是甲亢突眼病人需要做的影像学检查。增强CT中使用的造影剂含有碘，因此甲亢突眼病人无法使用，但增强磁共振使用的造影剂含有钆对甲亢突眼患者无影响，这类造影剂可以通过肾脏代谢排出体外，对一般健康人的身体没有危害。眼眶CT平扫和眼眶增强磁共振可以让医生"洞悉"肉眼不可见的病人眼眶解剖结构。其中CT平扫侧重看眼眶的骨性成分且更容易获取，磁共振侧重看眼眶内的软组织成分，如眼外肌、泪腺等组织的水肿或纤维化，从而对病情有更好的判断。所以两者都需要，相辅相成协助医生对甲亢突眼的诊断和严重程度进行判断。

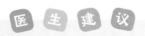

医生建议

甲亢突眼的诊断主要基于典型的眼部表现、眼部检查、甲状腺功能检查、眼眶CT和眼眶增强磁共振检查根据所出现的特征性表现来确定。

4

为什么医生说我是甲亢突眼活动期？
怎样才能变成静止期呢

为什么眼科医生会把甲亢突眼病人分为活动期和静止期两类呢？其实这样可以更好地对甲亢突眼病人进行评估和分类，对不同种类的甲亢突眼病人采取不同的治疗措施，达到精准个体化治疗之效果。

活动期病人一般以眼部急性炎症为主，表现为眼球的持续肿胀和充血。其实，在衡量一个病人是否处于疾病的活动期时，主要依据的是甲亢突眼病人特殊眼部表现，主要包括：眼皮肿胀程度、眼皮充血发红程度、结膜水肿、结膜充血发红、泪阜红肿（泪阜是内眼角处、眼白上附着的三角形红色"肉"状物）、眼球活动时疼痛、眼球后方疼痛等7项，每满足1项得1分，累计积分，这便是医生口中提到的CAS评分（表5-1）。≥3分，就会被判定为疾病活动期；而＜3分，则判定为静止期。除此之外，还需要结合眼眶增强磁共振，来观察眼眶内的眼外肌和脂肪组织水肿情况。两者相结合就可以更好地评估病情变化，优化治疗方案。

甲亢突眼静止期又称稳定期，在这一时期病人病情相对稳定，可以进一步采取外科手术等方法改善外观。要想从甲亢突眼活动期转变为静止期，首先需要规范治疗。活动期病人首选的治疗方案是静脉注射激素，就是甲亢眼病常说的"万能药"。如果激素治疗无效，就可以进一步选择放射治疗、免疫抑制药物（如环孢素等）、单克隆抗体（如利妥昔单抗等）、口服激素等二线疗法。通过这些方案帮助甲亢突眼病人由活动期转向静止期，而具体的方案需要专业的眼科医生经过评估后制订。

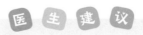

医 生 建 议

甲亢突眼主要被分为活动期和静止期，活动期病人病情会不断进展和恶化，直达到最高点。而静止期病人的病情则趋于稳定。想要甲亢突眼从活动期转变为静止期，就需要严格遵循眼科医生指示，进行规范治疗。

表 5-1 临床活动性评分（clinical activity score，CAS）

序　号	项　　目	有	无	得　分
1	自发性眼球后疼痛	1	0	
2	眼球运动时疼痛	1	0	
3	眼睑充血	1	0	
4	眼睑水肿	1	0	
5	结膜充血	1	0	
6	结膜水肿	1	0	
7	泪阜肿胀	1	0	
累计得分				

5

只要眼球突出就一定是甲亢突眼吗

眼球突出其实在生活中不难遇到，突出范围超过多少会有问题呢？根据我国2022年最新推出的甲亢突眼相关指南显示：眼球突出的定义是：一个眼球突出度大于正常人，或两个眼球突出不一样，差别超过2 mm以上，或眼球不停向外突出，逐渐加重，都可以被称为"突眼"。

那只要眼球突出就是甲亢突眼吗？其实并不是这样。导致眼球突出的原因很多，当然甲亢突眼是眼球突出中最常见的原因之一。甲状腺激素水平异常或甲状腺抗体增高均会导致甲亢突眼的发生。甲亢突眼通常是双眼发病，但也可能出现双眼先后发病，因此双眼并不对称。甲亢病人出现眼球突出的发生率为40%～70%，双眼眼球突度相对比较对称，两者之间差异一般不超过10 mm。

当然，并非所有的眼球突出都是甲亢造成的，可以引起眼球突出的还有一些其他常见原因。

（1）高度近视：因高度近视导致眼球突出的病人也很多。大家一定有这样的经验，重度近视眼的病人摘掉眼镜后，一看就是近视眼，因为他们的眼神无光，眼球也明显突出。高度近视导致的突眼这一种长期慢性的过程。因为近视时眼轴会拉长，眼球前后径变长，眼球就被拉长后自然推挤向前方，从而有突出的感觉。

（2）眼眶发育异常：眼眶骨的发育异常也可以导致眼眶变浅，就像漂浮在海中的冰山，随着海平面的下降而显露的冰山体积更大，所以眼眶越浅则眼球越突出。

（3）眼眶炎症：眼眶组织出现急性化脓性炎症时，会导致眼球周围的眼肌水肿增粗，眼睑、结膜高度水肿。眼眶如同一个固定面积的橱柜，当橱柜被塞得满满当当，有些物品就会被挤出橱柜外。因此，眼眶炎症时，炎症充血的组织占据眼眶，眼球就容易被挤压向外突出。眼眶炎症往往会伴随剧烈的眼眶疼痛，这和甲亢突眼引起的慢性钝疼不同。

（4）眼眶炎性假瘤：该病可以理解为在眼球的后方长了个肿块，因而占据了眼球后部空间，随着眼眶炎性假瘤不断增大，眼球逐渐向前面推挤，最终表现为眼球突出。炎性假瘤可以发生在眼眶的各个部位，病人眼球突出往往会变得越来越厉害。

（5）眼球后肿瘤：这是另一种可以引发眼球突出的眼部疾病，眼球后肿瘤有良性和恶性2种，一般为单眼发病。与眼眶炎性假瘤一样，因为占据了眼眶空间，推挤眼球向前，从而形成眼球突出。

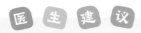

　　引起眼球突出的原因很多，其中最多见的就是甲亢突眼，如果眼球突出明显，甚至影响视力，就需要到专业的医院进行诊治。检查后进行详细的判断。

6

治疗甲亢突眼哪种方法最好呢

　　老话说得好：没有最好的，只有最适合的。甲亢突眼有很多治疗方式，其中大部分治疗方案各有千秋，但各种治疗方案也存在各自的风险与不足。通常医生会根据病人不同的个人情况，采取不同的治疗措施，被称为"个体化治疗"。但是，不同的治疗方案在临床上也有十分严格的评判标准，医生需要根据指南和诊疗原则选择最适合病人的治疗方式。甲亢突眼主要有哪些治疗方案呢？甲亢突眼的治疗方案主要有三大类，即药物治疗、放射治疗和手术治疗。

　　（1）药物治疗：主要包括糖皮质激素、免疫抑制剂或新的生物制剂等。由于甲亢突眼是一种自身免疫病，因此抑制免疫系统激活，减少免疫系统对自身发动攻击的药物就很重要。① 糖皮质激素：治疗甲亢突眼的药物中最常使用的药物就是糖皮质激素。因为糖皮质激素具有强大的消炎和免疫抑制作用，能够有效减轻病人眼眶内和眼球周围脂肪、肌肉、神经血管组织的炎性反应，改善眼睑、眼肌水肿症状。② 免疫抑制剂：吗替麦考酚酯、环孢素、甲氨蝶呤和硫唑嘌呤等。这类药物也是通过抑制病人自身免疫反应，来改善眼睑肿胀、眼痛、干眼、视物重影、眼球运动，缓解眼球突出，提高病人的生活质量。

　　（2）放射治疗：很多人一听放疗治疗甲亢突眼都比较抗拒，认为放射治疗的不良反应很大。其实针对甲亢突眼的放射治疗指局部眼眶放射治疗，并不放疗全身，所以不良反应很局限。这种治疗主要应用于病情更为严重、单纯使用激素效果欠佳或甲亢突眼进行性加重的病人。当然放射治疗如果联合糖皮质激素可获得更好的疗效。

　　（3）手术治疗：主要应用于甲亢突眼静止期的病人，一般病程比较长，突眼情况已经处于比较稳定的状态。但是眼球突出无法缓解，为了解决病人持续存在的眼球突出、斜视或眼皮退缩、肿胀或者改善病人外观、视力或生活质量，就需要采取手术治疗。当然，对于甲亢突眼活动期的病人如果出现视力显著下降，也是需要进行紧急手术的。常用的治疗甲亢突眼的手术有：眼眶减压手术、斜视矫正手术和眼睑退缩矫正手术。手术的一般顺序是首先施行眼眶减压手术让眼球回退，从而减少眼球突出导致的角膜外露、闭眼困难，以起到保护眼球、改善视力的作用。然后施行斜视矫正手术，就是矫正一只眼看正前方，另一只眼偏斜的问题，有利于缓解复视。如有必要的话还需行眼睑退缩矫正手术，目的是让眼睑可以覆盖眼球，从而解决闭眼困难的问题，得以保护眼球。

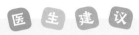

甲亢突眼的治疗方案主要有三大类：药物治疗、放射治疗和手术治疗。每种治疗方案都有其优缺点，需要医生根据病人具体情况进行"个体化治疗"。

7

得了甲亢突眼眼睛非常不舒服，可以用什么药

甲亢突眼会导致许多局限于眼部的不适感，甚至是眼部疾病（如干眼症和青光眼等），改善病人的眼部症状不仅需要合理合规的针对原发疾病——甲亢突眼的个体系化治疗，有时也需要针对眼部特定症状或疾病进行"对症"治疗，以达到更好的治疗效果。甲亢突眼对于眼部直接感受的不适感有：眼睑退缩、眼睛红肿、复视、角膜受刺激、眼睛压力升高、眼球转动疼痛、视力下降等。

针对症状的严重程度，医生会给予病人不同的药物或物理治疗。如干眼（人工泪液）、眼睑肿胀和眼球发红（糖皮质激素静脉冲击治疗），眼球运动障碍、复视或视力下降（手术治疗）。眼球表面的各类慢性炎症及干眼症可以使用人工泪液。使用人工泪液时需要注意：① 应尽量选择没有防腐剂的人工泪液，避免由于防腐剂的作用，长时间的防腐剂对眼球表面会造成一定的损害；② 根据干眼的程度，可以选择不同黏稠度的人工泪液，干得越严重，选的人工泪液就要更稠。这样可以避免人工泪液很快挥发消失，延长它的作用时间；若情况更严重，如出现眼睑闭合不全导致的角膜长时间暴露时，特别是夜间也无法闭合眼睛的病人，则需要在夜间加用保护作用更强的凝胶或眼膏，如重组牛碱性成纤维细胞生长因子眼用凝胶，小牛血清去蛋白眼用凝胶等。这类凝胶或眼膏对角膜上皮长时间干燥导致的损伤有修复作用。

甲亢突眼病人出现严重干眼症时，白天出门可以佩戴墨镜或湿房镜以减少光照刺激，使用人工泪液以防止角膜干燥，夜间睡眠时也可以根据角膜暴露的严重程度适当使用眼膏和"湿房镜"。"湿房镜"的主要作用包括减缓泪液蒸发、增加眼表湿度、提高眼周温度、防止风尘、雾霾、紫外线、蓝光等外界刺激与避免过敏源等。戴上湿房镜，如同把眼睛放在一个既通风又有一定湿度的小房间里，让眼睛蒸发出来的水分，在这个小空间里不断循环。用自己的泪液滋润干涩的眼睛，用接近天然的方法呵护干燥的角膜，防止泪液过度蒸发，保

持泪膜稳定。湿房镜无不良反应，可以作为甲亢突眼的有效治疗手段。

甲亢突眼病人往往还伴有眼压升高的现象，属于"继发性高眼压"，其发病原因和治疗也和大众熟知的青光眼（原发性青光眼）不同。不是所有甲亢突眼病人眼压升高都需要应用降眼压药物，需要根据检查结果判断是否需要使用药物，以及选择合适的药物。

甲亢突眼眼部不适的治疗方法多种多样，不过再好的治疗方案和眼科用药也请咨询专业眼科医生，不要随意使用。例如市面上流行的日本代购眼药水，这类眼药水连成分说明都无法完全读懂，盲目跟风使用只会适得其反。为了便于大家学习，参照我国2022年甲状腺相关眼病诊断和治疗指南中的治疗流程整理表5-2。

表5-2 甲亢突眼治疗流程

	治疗甲状腺疾病	甲亢治疗、甲减治疗	
一般治疗	眼部支持治疗	眼表支持治疗	轻度干眼	黏稠度较低人工泪液
			中、重度干眼	黏稠度较高人工泪液
			眼睑闭合不全	睡眠时涂抹眼膏
			户外畏光流泪	佩戴墨镜
			常规疗效不佳	佩戴湿房镜
		眼压管理	治疗原发疾病、降眼压药物	
	控制危险因素	戒烟、治疗高胆固醇血症、保持甲状腺功能正常、补充硒和维生素D		
分期CAS	活动期	轻度	长期定期随访，评估病情变化	
		中重度	一线治疗：糖皮质激素静脉冲击治疗	二线治疗：眼眶放疗、生物制剂、免疫抑制剂再次糖皮质激素静脉冲击治疗
		极重度		
	静止期	轻度	长期定期随访，评估病情变化	
		中重度	评估手术指征，无禁忌证进行手术，必要时可行联合手术有禁忌证评估是否为活动期，有则进行二线治疗	
		极重度		

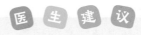
医 生 建 议

　　针对甲亢突眼眼部不适的治疗方法多种多样，需要根据不同的症状选择不同的治疗方案，不过具体药物或生活护理方法的选择仍然需要遵循专业医生的建议，不要自己随意用药。

8

得了甲亢突眼我的眼睛看不清了该咋办？
有什么非手术的治疗方法吗

极重度的甲亢突眼对视觉最主要的影响是影响角膜和视神经。眼球突出、眼睑退缩、眼睑闭合不全都会让角膜暴露在外，久而久之，角膜溃疡和穿孔就会相继出现。一旦角膜出现溃疡，光线无法完全穿透角膜，物体也就无法在视网膜上清晰成像，视力因此大大降低。随着眼眶中的组织越来越肥大，视神经最终被压迫，受压迫的视神经无法将视网膜成像的情况传输至大脑，表现为视力严重下降。

甲亢突眼病人首先需要积极地治疗甲亢，甲亢控制后突眼也会有一定程度的缓解；假如突然出现了看不清东西的情况，应在按时服用治疗甲亢的药物之外，及时到眼科就诊，明确视力下降的原因。同时使用人工泪液、抗生素及一些养肝明目的中成药。此外，糖皮质激素和免疫抑制剂也是医生会建议使用的药物。药物治疗期间需要注意休息、不熬夜、防止用眼疲劳。

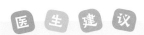

医 生 建 议

甲亢突眼看不清可能是由于角膜和视神经发生损伤，可以在积极治疗甲亢的同时，在眼科医生的指导下使用人工泪液、养肝明目中成药、激素或免疫抑制剂等药物，必要时行眼眶减压手术挽救视力。

9

得了甲亢突眼自己会好么

眼球突出是甲亢突眼的典型眼部表现，这种症状不会"自愈"，但是可以通过一些方法来控制并改善。甲亢病人的突眼能否恢复，要根据个体的病情而定：对于一部分比较轻的甲亢突眼病人来说，随着规范有效的治疗，甲亢明显好转以后突眼情况也会明显的好转甚至痊愈；但另一部分病人则不能完全恢复，即使甲亢痊愈后突眼度仍然会增高，看起来眼球依旧较突出，难以完全恢复原先的外观。

还有一些病人的甲亢突眼属于重症，比较难治。这些病人的发病通常是由于眼眶内的脂肪、肌肉组织水肿和纤维化，将眼球向外推导致突眼度增加。因此除了积极控制甲亢以外，还可用静脉糖皮质激素冲击治疗或眼眶内局部注射糖皮质激素来减轻水肿，从而达到减轻突眼的效果。

需要注意的是如果不积极治疗，等待其"自愈"，这会是非常危险的，因为极重度的甲亢突眼病人会出现角膜或视神经损伤，出现角膜炎症、溃疡，甚至穿孔，眼眶内眼肌的增粗会造成视神经受压，继而出现视力下降，严重者会导致失明。

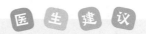

医 生 建 议

甲亢突眼的症状并不会自发好转或消退，积极治疗、控制甲状腺功能是甲亢突眼不再进展的前提，但是突眼的纠正仍然需要待病情稳定后经医生评估是否可以进行手术治疗。

10

甲亢治好了，是不是甲亢突眼也就自然好了

有些病人可能有这样的困惑：已经用了抗甲状腺药物治疗，甲状腺功能也控制得很好了，为什么甲亢突眼还没有太大起色？突眼还能恢复正常吗？

其实甲亢和甲亢突眼之间确实存在一定的因果关系。40%～70%的甲亢病人往往会出现眼球突出。有些甲亢病人症状越严重，甲亢突眼的发展更快。因此妥善控制甲亢病情在一定程度上也有利于减缓甲亢突眼的进展。

甲状腺功能的稳定与眼病的基本稳定在一定程度上存在携手共进的关系，稳定的甲状腺功能可以降低血液中甲状腺激素和相关致病物质的水平，对于减缓眼病进展功不可没。但甲亢突眼的严重程度和甲亢是否治愈也不完全一致。有些病人甲状腺功能恢复正常了，但是甲亢突眼却没有得到好转，反而进一步加重。部分病人做了甲状腺切除术后，眼球突出的情况有了改善，但也有一部分切除了甲状腺的病人，却仍存在甲亢突眼。

为什么会产生这种情况呢？通过医生和科学家们深入地研究，发现甲亢突眼与自身免疫密切相关。简单地说，就是我们自己的免疫系统不知道什么时候被激活了，攻击了眼球周围的肌肉、泪腺和脂肪组织，导致它们水肿明显。

甲亢药物、碘-131或甲状腺切除术只能治疗甲状腺本身，并不能让体内被激活的免疫系统停止。免疫细胞对眼部肌肉、泪腺和脂肪组织持续攻击。眼球周围的脂肪、肌肉、神经和血管出现水肿，后来发生纤维化，肌肉水肿增粗，眼眶内压不断增高，最终导致眼球突出。对于甲亢伴突眼病人而言，虽然甲状腺功能正常了，但机体的免疫激活状态并不一定好转，因此炎症细胞的浸润、组织纤维化并没有得到改善。即使甲状腺功能已经正常，病人仍要坚持定时复查，接受规范治疗，来有效延缓甲亢突眼的发展。

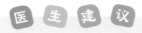

　　甲亢和甲亢突眼之间存在一定的因果关系，但甲亢突眼的好转程度和甲亢好转程度并不平行，这是由于两者的发病机制并不完全一致。甲亢合并突眼的患者应尽早就诊，在内分泌科及眼科医生的指导下及时治疗，延缓甲亢突眼的进展。

11

甲亢突眼使得视力下降很多，什么时候可以手术治疗呢

如果甲亢突眼经过药物治疗或放射治疗后情况没有好转，甚至出现视力进一步下降，出于对于病情恶化的担忧，大部分病人会希望立刻开展手术治疗。但是否可以立即采取手术治疗也有十分严格的评判标准，如果盲目手术并不能得到想要的结果。

甲亢突眼一般分为"静止期"和"活动期"。"活动期"中在甲亢突眼的炎症反应或急性反应通常会持续12个月以上，在此期间病人的病情可能会出现多次反复或加重，因此并不适宜手术。因此无论选择哪种手术，病人的病情都应当稳定至少6个月。但当甲亢突眼严重发作，威胁病人视力或其他情况时，也可考虑行紧急手术治疗。

（1）眼眶减压手术：顾名思义就是降低眼眶内的压力的手术。甲亢突眼的眼球突出是因为眼眶内脂肪、肌肉和血管神经水肿和纤维化，使得眼眶内压力升高。眼眶减压手术可以矫正眼球突出，同时缓解眼眶内压力。眼眶减压手术主要有两种方式：眼眶骨壁减压手术和眼眶脂肪减压手术。① 眼眶骨壁减压手术：通过手术去除眼眶外侧、内侧和（或）下侧壁眼眶的骨壁，扩大眼眶容积而达到减压目的，有效改善眼球突出和缓解眼眶拥挤。② 眼眶脂肪减压手术：通过切除眼眶脂肪组织而达到减压目的，一定程度地改善眼球突出。

（2）斜视矫正手术：可矫正眼部肌肉病变导致的，眼球活动受限形成的斜视，往往伴随视物模糊、视力下降和阅读困难，以及头痛等视疲劳的症状，有时需要多次手术调整才能达到最终矫正效果。

（3）眼睑矫正手术：可矫正上下眼皮后缩、睫毛内翻、上睑下垂等。甲亢突眼最常见的眼睑症状是上或下眼睑退缩。不同严重程度的眼皮退缩需要进行不同的眼睑矫正手术。

甲亢突眼病人采取手术时候，一般需要循序渐进。医生往往首先进行眼眶减压手术，其次进行斜视矫正手术，最后进行各种眼睑矫正手术。具体手术方案及顺序需要根据病人情况个性化选择，比如当眼球突出同时伴有眼睑重度退

缩或眼皮内翻导致睫毛内翻等造成严重角膜病变时，可同时安排眼眶减压手术与眼睑退缩矫正术。

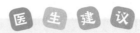

12

甲亢突眼可以微创治疗吗

甲亢突眼手术也有微创治疗，这种手术方式可以最大程度减少眼部瘢痕形成，创伤更小、恢复更快。这里所说的"微创治疗"主要是指"眼眶减压手术"的微创。目前临床上常用的"眼眶减压手术"是通过手术去除眼眶外侧、内侧和（或）下侧壁眼眶的骨壁，来扩大眼眶容积从而达到减压目的，缓解眼球突出，闭合眼睑。而传统方法是采用开放的方式，将眼眶的骨壁磨除，一般会在眼部留下2 cm左右的瘢痕。

微创"眼眶减压手术"的技术难度非常高，依赖具有纯熟技术的团队进行操作。手术中通过鼻内镜切开骨壁，手术切口只有几毫米，且位于发际线后，术后生长出来的头发可以完全遮盖瘢痕。医生利用鼻内镜清晰的视野和充分的放大效应，从鼻腔进入到眼眶内侧，精准去除眼眶内侧壁的骨质，使"无处安放"的增生眼眶组织部分向鼻腔扩张，和/或吸除了部分多余的眼眶内脂肪，为突出的眼球腾出空间。另一种微创技术是内镜导航技术，也运用于眼眶减压手术中，不仅减少了创伤，还使得手术导航更加精准，使这一手术创口更小、更加安全。相比之前传统眼眶减压手术的切口往往在双眼睑和外眼角的部位，术后虽然眼球回退了，但同时会在皮肤上留下一道瘢痕，成为很多爱美女性病人的小遗憾。新的手术方式从眼部结膜进入，运用内镜导航技术，在保证手术效果的同时，实现切口更微创，术后基本不留瘢痕，手术效果更趋完美。

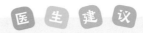

医生建议

　　微创技术作为一种新型治疗方式，具有创伤小、精准安全等优点，在经过医生专业评估后可以成为病人的治疗选择，不过具体手术方案的确定必须基于病人个体情况的综合评估，以契合病人治疗的实际需要，达到最佳的治疗效果。

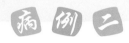

　　小林想到自己的外婆之前也得过甲亢，听到有病友说老年甲亢突眼病人好像眼睛失明会发展得更加快，小林不禁担心起来。考虑到年龄和家庭状况，小林想在今年开始备孕，明年生一个宝宝。跟丈夫明确了自己的想法后，丈夫却开始犹豫："小林的甲亢突眼还没好，这能怀孕吗?"小林的丈夫整天烟酒不离手，自从小林得了甲亢突眼，医生告诉小林丈夫吸烟或者二手烟都会导致小林病情加重，小林丈夫立马保证从此戒烟，小林听后非常感动。为了进一步了解甲亢突眼这个疾病，小林加入了一个病友群，她和病友时常分享病情，相互鼓励。这天病友老王忽然在群里寻求帮助，原来近日他无意间在脖子上摸到数个随吞咽动作而上下移动的肿块，赶忙去当地医院复查，行甲状腺B超检查后发现：甲状腺癌。这下老王担心了，在群里询问应该怎么办，他担心使用了糖皮质激素以后，甲状腺癌已经转移扩散了。

13

得了甲亢突眼什么能吃、什么不能吃

甲亢突眼的病人应需要忌碘饮食，因为碘是制造甲状腺激素的原料，如果不控制碘的摄入量，势必会加重病情。进食过多的碘，还有可能会使我们的甲亢突眼病情迁延不愈。那得了甲亢突眼到底什么能吃，什么不能吃呢？

（1）日常生活中，甲亢突眼病人需要避免食用含碘盐或者富含碘的食物，如紫菜、海带、海苔一类的海产品，它们的含碘量其实是非常高的，甚至是同样体积和重量下的鱼和虾的几百倍，所以在日常料理食物的时候要注意不要食用。但并不是所有水产品都不能食用，像河虾、淡水鱼含碘少，就可以放心食用。

（2）甲亢属于超高代谢综合征，所以消耗的热量会比正常人更多，因此要确保体内热量的供应，一定要吃足量的优质蛋白质，增加一些蛋、奶和瘦肉等的摄入。也要注意多吃一些新鲜的蔬菜和水果，可以来补充维生素。普通米面、蔬菜、水果的含碘量都较低，病人可以放心食用。

（3）日常可以适当补充硒元素。研究发现，甲亢突眼病人血清中硒水平低于未发生眼病的甲亢病人，且硒水平越低，眼病程度越重。食物中含硒丰富的有芦笋、大豆、洋葱等。但补硒需要掌握好剂量，在满足营养需要的情况下，不宜过分补充。

（4）食用一些保护视力的食物有助于甲亢突眼的保护。主要有富含维生素A的食物。天然维生素A只存在于动物性食品中，如动物肝脏、蛋类、奶油和鱼肝油中。人体也能将β胡萝卜素转化成维生素A，所以多进食胡萝卜、柑橘、南瓜等含较多β胡萝卜素的蔬菜水果，有助于对眼睛的保护。中药枸杞子、菊花、决明子、桑叶等煲汤或泡水喝对保护视力也有效。可以适当进行食补来保护双眼。

饮食对于所有甲亢病人的病情控制都非常重要。因为甲亢突眼的眼球突出是由甲亢造成的，因此想要防治眼球突出，首先就需要控制甲亢疾病的进展。因此除了药物治疗甲亢外，日常生活中也需要多注意饮食调理。

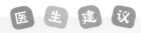

医生建议

　　甲亢突眼病人的日常饮食很重要，需要谨慎对待饮食。要食用含碘少的食物，补充优质蛋白，适当食用含硒食物。

14

甲亢突眼病人日常生活工作中
需要注意什么

　　年轻的上班族通常不可避免地长时间使用电子产品，难免会感到眼睛干涩。长时间工作的劳顿加上屏幕对眼睛的伤害，部分甲亢突眼病人的眼部症状会加重，特别是最常见的干眼症。这时候就可以用人工泪液来缓解眼部的不适。在选用人工泪液时应选择不含防腐剂的品种，以减少对眼睛的刺激。

　　出现其他症状也可以适当选择用不同的眼药水来进行缓解，比如说眼睛红肿、分泌物增多时，应在医生指导下使用抗生素眼药水；如有眼睑闭合不全的情况，则建议在医生的指导下夜间使用眼用凝胶或眼膏来保护眼睛，必要时使用湿房镜、清洁纱布或眼罩，睡眠时抬高头部，使眼窝中的部分水肿向低处引流，从而减轻清晨眼部水肿的程度。日常生活中甲亢突眼病人要注意避免用眼过度，注意避光，如果外出遇强日光照射应佩戴墨镜，以减轻强烈阳光对病人眼部的刺激。

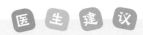

　　甲亢突眼病人日常生活工作中还需要注意，避免长时间使用电子产品。如果症状严重，需要及时就医后再进行药物使用。

15

得了甲亢突眼可以吸烟喝酒吗

很多人有抽烟喝酒的习惯，尤其逢年过节，大家免不了推杯换盏，甚至作为缓解压力的方式。那吸烟喝酒对甲亢突眼病人有影响吗？

甲亢突眼病人不能喝酒，乙醇（酒精）对心血管系统的刺激较大，会加速体内的血液循环，导致心跳加速。甲亢的主要症状就是心跳加快、多汗，兴奋亢进，所以酒精的刺激会加重甲亢症状。另外，酒精会抑制药物效果，服用激素时不能饮酒。激素类药物在对机体的生理功能或者免疫系统产生调节作用的同时，也会给机体带来相应的不良反应，如胃溃疡和抵抗力下降等。如果病人在服用激素类药物期间仍饮酒，酒精进入人体后会加剧对胃肠黏膜的刺激，容易增加激素的不良反应，严重时会导致身体的过敏反应，甚至导致休克。因此，病人在激素治疗期间不能饮酒。有人问红酒对人体有益，甲亢突眼病人能喝吗？确实，红酒本身是具有活血的作用，在调节情绪方面也有作用，但红酒也含有酒精，因此和其他酒类一样，在甲亢突眼控制不佳的情况下，不建议喝红酒。

甲亢突眼病人必须严格禁烟。研究表明，吸烟是导致甲亢突眼病人的发病和病情加重的主要原因，吸烟的甲亢病人发生眼球突出的概率比不吸烟的甲亢病人高出很多倍。香烟中的尼古丁对甲亢突眼的刺激非常大，容易出现免疫功能的紊乱。吸烟过程中所产生的烟雾也会进入眼睛，对角膜形成刺激从而加重红肿充血的症状。吸烟还会在一定程度上降低甲亢突眼病人的治疗效果，所以甲亢突眼病人需要严格禁烟。建议病人的家属也戒烟，同时不要前往其他人吸烟的场所，避免吸入二手烟。

酒里的酒精和烟雾中的尼古丁都是会刺激影响甲亢突眼，其中吸烟是加重甲亢突眼的主要因素之一。不少的病人就是因为无法戒烟戒酒而导致的甲亢突眼病情加重。

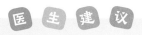

医 生 建 议

甲亢突眼的病人要注意禁酒、禁烟。

16

老年甲亢突眼病人好像眼睛失明发展更快，是真的吗

压迫视神经是甲亢突眼最严重的并发症，有可能会导致出现眼睛失明。不过甲亢突眼的发展都是有一定过程的，病程通常较长，是个循序渐进的过程，所以不会出现一下子失明的情况。

甲亢突眼确实年龄越大风险会越高。主要是因为和青壮年病人相比，老年人群机体功能已经逐渐退化，本身常伴有更多的其他慢性疾病，如糖尿病、高血压、高血脂和血栓疾病等。这些疾病都可以导致甲亢突眼病加重。已经有科学家研究显示甲亢突眼伴糖尿病病人发生视力严重下降，甚至失明的概率是没有糖尿病的甲亢突眼病人的10倍。

虽然老年甲亢突眼的病人会比年轻病人的疾病严重程度更高，但这是可以预防的。首先需要我们的老年病人自己或家属及时关注眼部已经出现问题，如家中老年人最近出现视力下降或复视等。及时对老年甲亢病人进行筛查，早发现早治疗，就可以很大程度上避免出现失明等最严重状况。

当然，老年病人更要注意自身的生活习惯，如戒烟、戒酒、注意饮食等，以减缓疾病的迅速发展加重。

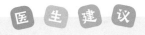

医 生 建 议

老年甲亢突眼病人常伴有糖尿病、高血压、高血脂和血栓疾病，这些疾病会加重甲亢突眼的症状，需要早期发现、早期诊断，积极控制。

17

得了甲亢突眼什么时候可以怀孕呢

对于很多年轻的甲亢突眼女性来说，何时怀孕也成了她们心中的疑虑。其实专家会建议甲亢突眼病情尚未得到很好的控制时，先不要怀孕，盲目怀孕对孕妇和胎儿都不利。

甲亢突眼女性因为甲亢没有控制好体内的甲状腺激素会分泌过多，导致内分泌代谢紊乱，这时候孕妇容易流产，甚至引起妊高征的症状，对胎儿的生长发育也不利，甚至会导致流产或胎儿畸形。另外，怀孕期间吃治疗甲亢的药对胎儿可能会有影响。孕妇需要在医生指导下合理用药，如抗甲状腺药物甲氧咪唑，可能会导致胎儿畸形。因此，建议甲亢病人在甲亢得到良好控制后再怀孕。如已经怀上了，孕妇可以选择丙基硫氧嘧啶等对胎儿影响较小的药物。在孕期，还需要定期进行产前检查，了解胎儿的生长发育情况。

医生会建议甲亢突眼病人在甲亢没有得到良好控制之前，最好不要怀孕；如果一定需要怀孕，可以在血清T3、T4达到正常范围时，短期停用抗甲状腺药物3个月之后再怀孕，因为此时病人的病情较为稳定，对孕妇和胎儿的影响都会减少。

甲亢突眼病人如果合并有其他疾病，如严重肝肾功能异常、严重心血管疾病、糖尿病及精神疾病等，都不适合马上怀孕，建议病人在甲亢治愈后再考虑怀孕。

如果甲亢突眼病人在治疗过程中意外怀孕，此时要依据病人具体的病情来决定是否可以继续妊娠。如果病人病情重、合并有心血管并发症，并且怀孕期正值大剂量药物治疗的前3个月，医生可能会建议终止妊娠；如果甲亢病情不严重、病人本身怀孕不易，或者已经在服用小剂量抗甲状腺药物维持期间怀上的，可以在医生的指导下短期停药或者更换影响小一些的药物后继续妊娠。

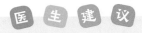

　　在甲亢未得到控制之前，最好进行避孕。如果一定需要怀孕或者已经意外怀孕，需持续监测甲状腺功能和眼部状况，更换对胎儿生长发育影响较小的药物。同时，务必及时就医，严格遵循医生的指导进行规范化治疗。

18
甲亢突眼的药物对孕妇安全吗

确诊甲亢突眼后，医生会根据病人的临床表现以及影像学检查结果等，将病人病情按照严重程度分为三级——轻度、中重度、极重度，以此来制定综合的治疗方案，选择合适的药物或者手术等来进行治疗。在用药之前，医生也会结合病人的自身情况来决定用药的种类、剂量、配伍禁忌等，充分保证药物使用的安全性。对于孕妇这类特殊人群，药物不仅作用于母体，对胎儿也会产生一定的影响，因此患有甲亢突眼的孕妇在进行药物治疗时要格外的仔细和慎重。

甲亢突眼轻度孕妇一般不需要额外服用药物进行治疗，主要以随访观察为主。病人由于眼球突出、睑裂高度增加、瞬目减少、眼睑闭合不全、眼球运动受限可能导致干眼的发生，在这种情况下可以在日间佩戴墨镜或湿房镜，使用人工泪液以防止角膜干燥；夜间可以根据角膜暴露的严重程度适当使用眼膏。一般的人工泪液和眼膏孕妇是可以正常使用的，但值得注意的是，有一种可以缓解眼部炎症的托百士滴眼液，孕妇和哺乳期妇女都是禁用的。

甲亢突眼中重度活动期病人需要进行糖皮质激素治疗，治疗效果不佳时会采用免疫抑制剂；极重度活动期病人应尽快使用糖皮质激素冲击治疗。糖皮质激素主要有口服给药和静脉途径给药两种方式，两种药物使用方法以及免疫抑制剂对孕妇均无太大影响，孕妇可在医生指导下进行使用。除此之外，有研究表明硒制剂、别嘌醇和烟胺酸也对治疗甲亢突眼有一定效果，这些药物正常情况下孕妇都是可以使用的，但需要医生同意后才能谨慎使用。

其实，怀孕期间任何药物的服用都可能会对孕妇和胎儿产生不良影响，但有时不服用药物带来的危害要远大于药物本身的不良反应。所以孕妈妈们不用担心，只要您谨遵医嘱、合理控制药物的使用剂量、保持积极良好心态，相信您一定能在控制好病情的同时孕育出健康的宝宝。

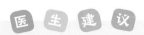

有甲亢突眼的孕妈妈需要谨遵医嘱使用药物，不要擅自服药或者停药，以避免出现不良后果。

149

19

甲亢突眼会遗传给孩子吗

人类的基因充满着无限的奥秘，父亲和母亲不同的基因组合会造就孩子不同的样貌、身高、智力、性格等，但与此同时，基因的延续与结合也可能会为后代带来不同的遗传疾病，这是父亲和母亲双方在孕育生命时必须要考虑的问题。因此有些患有甲亢突眼的妈妈可能担心自己在怀孕时候得了甲亢突眼，会遗传给自己的孩子，担心甲亢突眼是一种遗传病。

其实，甲亢突眼是一种慢性多系统的自身免疫病。大量研究显示：没有确切遗传学依据证实甲亢突眼是一种遗传性疾病，引起甲亢突眼的原因非常复杂。所以单纯说甲亢突眼病人会遗传给孩子是不正确的。甲亢突眼可受多种因素影响，如免疫缺陷、饮食习惯、生活环境等。虽然目前没有确切依据说甲亢突眼会直接遗传给后代，但确实有研究显示父母其中一方或双方都患有甲亢突眼，孩子患甲亢突眼的概率更大。这就说明共同的生活环境也是导致甲亢突眼发病的主要因素，环境因素导致易感性增加。

虽然甲亢突眼不会直接遗传给孩子，但患有甲亢突眼的女性需要进行充分的治疗和控制病情后再进行备孕，这样对胎儿的影响会更小，对孕妇安全，减少一些不必要的麻烦，如早产、流产等。甲亢突眼得到控制后，孕妇及家属心理上的焦虑与恐惧也能减轻，从而更好地保证胎儿的健康。

目前尚没有可以在孕前期、孕中期检测胎儿将来是否会得甲亢突眼的好的方法。因此曾患有甲亢突眼的父母需要在今后的生活中，注重保持良好的生活习惯和环境健康，并经常注意观察孩子的症状，以便起到预防和早发现的作用。

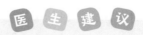

医 生 建 议

甲亢突眼直接遗传给孩子的可能性不大，但确实存在环境易感性增加，建议有甲亢突眼病史的父母保持良好的生活习惯和环境健康，经常注意观察孩子的症状，以便起到预防和早发现。

20

儿童会得甲亢突眼吗？会不会更严重

在日常生活中有很多家长都会有疑惑，小朋友会得甲亢突眼吗？小朋友得了甲亢会和成年人一样出现突眼吗？答案是会的。儿童一般不太会表达，因此很多时候忽视了他们甲亢的表现。其实仔细观察就会发现儿童得了甲亢之后会出现食欲亢进、体重下降、脖子增粗（甲状腺肿大）、眼球突出、情绪不稳定、注意力不集中等。其中突眼和脖子增粗（甲状腺肿大）正是儿童甲亢来医院就诊主要原因。

很多家长误认为儿童即使有甲亢也不会有突眼的表现，可能是因为平时看到的有甲亢突眼的人群主要是成年人或者老年人，很少看到身边的儿童有突眼的状况。这种观点也是有一定科学依据的，研究表明：儿童甲亢突眼发病率较成年人低，仅占全部甲亢突眼病人的2.5%，但这并不意味着可以放松警惕。换个角度来说，在甲亢患儿中还是有50%～70%的患儿会出现突眼的症状，这也就意味着一旦患上甲亢，患儿中超过一半的儿童会出现突眼的症状。甲亢突眼的患儿中女孩数量多于男孩。其中女孩5～9岁、10～14岁、和15～19岁年龄段的发病率分别为3.5%、1.8%和3.3%；男孩5～9岁、10～14岁和15～19岁年龄段的发病率分别为0、1.7%和0。

另外，大家普遍认为儿童甲亢突眼发病的严重程度比成年人要轻，有这种想法也正常，因为儿童吸烟和吸二手烟的概率远小于成年人。但是随着年龄的增长，接触烟草、二手烟的可能性增加，因此青少年的甲亢突眼发病率与成年人相近。儿童甲亢突眼可以是一侧眼球突出，也可能两侧眼球同时突出，但常为轻度眼球突出，或仅仅表现为眼睑退缩，较少发生角膜溃疡和视力严重下降等情况。

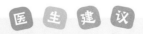

父母应密切观察孩子的身体状况，一旦孩子出现眼球突出、脖子增粗（甲状腺肿大）等状况请及时带孩子去医院就医，避免因为延误治疗导致病情加重。

21

是不是手术切除了甲状腺，眼球就自己缩回去了

对于甲亢病人而言药物治疗、碘-131治疗和手术切除甲状腺是3种常见的治疗方式。从无创的角度来说，药物治疗是甲亢的首选，当药物治疗出现反复，可以考虑进一步进行碘-131治疗，但碘-131治疗也不适合的情况下，手术切除甲状腺是治疗甲亢的终极方案。与治疗甲亢的抗甲状腺药物和碘-131治疗相比，甲状腺切除手术具有迅速控制甲状腺功能、不加重甲状腺相关眼病的优势。但做了甲状腺切除术，这并不意味着可以让甲亢突眼病人突出的眼球自动缩回。确实对于接受了甲状腺切除手术的病人来说，部分病人突眼情况会随着甲状腺切除后，血液中甲状腺激素水平的降低、抗体降低和炎症因子水平的降低而实现突眼情况的好转。但是，也有切除甲状腺之后眼球没有回退，甚至突眼更加严重的情况。出现这种情况，可能与甲状腺切除后大量甲状腺激素释放到血液中有关。

甲亢治疗的情况并不能成为预测甲亢突眼好转与否，大部分甲亢突眼病人甲状腺功能控制后都有很大程度的缓解。但也有少部分病人甲亢控制后，眼球突出更加明显，临床上称为"恶性甲亢突眼"。甲亢突眼病人在积极控制甲状腺功能的同时，甲亢突眼的情况也需要进行积极治疗。这就需要病人参与多学科会诊（MDT）诊治：在内分泌科用药或外科手术切除甲状腺来控制甲状腺功能的同时，需要联合眼科对甲亢突眼进行系统治疗。

甲状腺功能的稳定与眼病的稳定在一定程度上存在携手共进的关系，稳定的甲状腺功能可以降低血液中甲状腺激素和相关致病物质的水平，对于减缓眼病进展功不可没。但在致力于治疗甲状腺功能异常的同时，眼科参与评估眼病的活动程度和严重程度，采取规范化诊疗措施，两者相辅相成，各有疗效。

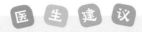

医 生 建 议

　　做了甲状腺切除手术也无法保证对所有甲亢突眼病人有效，眼球可能明显回退，也可能退回不明显，甚至有加重可能。甲亢突眼不仅是甲状腺的问题，还要定期监测眼科的各项指标，并进行针对性治疗。

22

做完甲亢突眼手术是不是就不会复发了

甲亢突眼手术主要包括：眼眶减压手术、斜视矫正手术、眼睑矫正手术三大类。眼眶减压手术用于矫正眼球突出的表现；斜视矫正手术用于矫正眼肌病变导致的斜视；眼睑矫正手术则用于矫正上下眼睑退缩等眼睑的病变。眼科医生会根据每个病人不同的眼球突出情况，选择不同的手术方式。

通常眼眶减压手术会切除部分眼眶骨壁，术后眼球回退效果非常显著。但是，即便成功地完成了手术，并不意味着不再发生甲亢突眼。有些症状也还是有可能会再次发生的，如视力下降等。甲亢突眼是否复发取决于很多因素，如甲亢突眼是否处于"活动期"、甲状腺功能控制情况等。大部分进入"静止期"的病人进行手术后，很少会在术后再次出现视力下降。但如果后续病人再次进入甲亢突眼"活动期"，甲状腺功能出现波动，或进行碘-131治疗后，还是可能出现视力下降的风险。

还有一部分甲亢突眼病人手术时处于"活动期"，产生了对于视神经的严重压迫或角膜的过度暴露。为了抢救视力进行紧急手术。这些病人在术后仍然处于甲亢突眼"活动期"，因此虽然视力下降一度缓解，但随着疾病的进展可能再次加重。

因此，不论是"静止期"还是"活动期"手术的甲亢突眼病人，术后仍然需要根据医生的要求按时到医院进行复查，以维护甲状腺功能稳定并能及时发现并治疗异常眼部情况，这对于减少甲亢突眼的复发有非常重要。

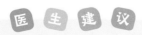

医生建议

做完甲亢突眼手术还是可能出现甲亢突眼复发，因此需要定期去医院复查。稳定的甲状腺功能，排除导致突眼的危险因素，降低甲亢突眼的复发。

23

甲亢突眼治疗中需要用到激素，会发胖吗？会骨质疏松吗

日常生活中大家或多或少都听说过"吃激素之后人变胖了""会经常感到骨痛""激素用了会骨质疏松，容易发生骨折"这类说法。这些说法都是指使用激素后出现了不良反应。

肥胖和骨质疏松是糖皮质激素最为人熟知的不良反应。这类糖皮质激素所致的肥胖多表现为"满月脸""水牛背"，意思是肥胖部位多为头面、胸腹、背部这些躯干部位，而四肢并不会肥胖，故激素所致肥胖素有"向心性肥胖"之称。骨质疏松的三大表现为骨骼和肌肉疼痛、骨折及脊柱变形。除了肥胖和骨质疏松以外，糖皮质激素的不良反应还包括肝肾损伤、血糖异常、血脂异常、血压异常、血钾降低、尿钙增加等。

糖皮质激素具有抗炎和免疫抑制作用，是甲亢突眼治疗的重要方案之一。对于严重的"活动期"甲亢突眼病人，糖皮质激素静脉冲击治疗是首选方案。因此，有必要让大家知晓：不必担心糖皮质激素的不良反应。糖皮质激素导致的不良反应大多出现在长疗程、大剂量使用糖皮质激素治疗的病人中。研究已经证明，甲亢突眼病人短期静脉冲击治疗是安全可靠的，出现不良反应的可能性较小。短期冲击治疗可以在有效控制甲亢突眼的同时，避免明显的肥胖和骨质疏松等不良反应。

当然，甲亢突眼病人在应用激素治疗时，需要注意是否合并有消化道溃疡、活动性肝炎等。如果已经存在这些疾病，糖皮质激素使用会导致胃溃疡加重，甚至出血、活动性肝炎爆发等。同时，在糖皮质激素使用过程中需要监测各项生理指标：眼压、肝功能、肾功能、血常规、电解质、血糖、血压等。

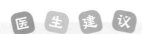

甲亢突眼病人使用的短期糖皮质激素静脉冲击治疗是安全有效的。一般不会引起发胖或骨质疏松。

24

甲亢突眼病人被发现存在甲状腺癌该怎么治疗？治疗甲亢突眼会导致肿瘤扩散吗

甲亢突眼的药物治疗时需要使用糖皮质激素或者免疫抑制剂等。这类药物作用的原理都是抑制免疫功能。对甲亢突眼并发甲状腺癌的病人而言，任何抑制免疫反应的治疗都可能对甲状腺癌发展和转移有一定影响，因此一般以甲状腺癌治疗优先为原则。

但当甲亢突眼病人为极重度甲亢突眼，并存在视力急剧下降，甚至失明风险，则建议联合手术治疗。首先控制甲状腺功能和调整全身状况，通过糖皮质激素静脉短期冲击暂时缓解眼部症状。其次完善甲状腺结节穿刺明确病理性质后，由多学科会诊（MDT）专家团队讨论后并制定联合手术方案：眼科与外科联合手术，来同步解决甲亢突眼和甲状腺癌问题。对于难以承受多次全麻手术的病人来说，联合手术不仅提高疗效、缩短治疗时间，更是将病人的风险和痛苦降到了最低。

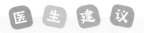

医生建议

甲亢突眼的药物治疗在一定程度上可能对甲状腺癌的发展和转移有作用，因此一般以甲状腺癌治疗优先为原则。若极重度甲亢突眼病人，可以通过联合手术完成眼眶减压手术和甲状腺癌根治手术。

第六章

中医保健和其他常见的
甲状腺疾病热点问题

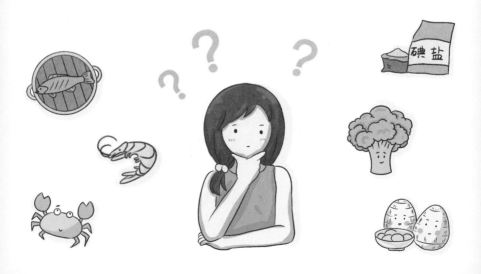

　　李大妈听朋友说：甲状腺不好的人很多东西不能碰，因为家里有人有甲状腺疾病，因此李大妈全家长期吃的是无碘盐，海鲜也几乎不吃。最近媳妇怀孕了，李大妈可高兴坏了。谁知媳妇孕期进行的体检，竟然也发现了甲状腺结节，这下李大妈对孕妇的饮食更加上心了。不但不让媳妇碰海鲜，也不让她吃花菜和萝卜，甚至还每天炖芋艿给媳妇消除结节。

　　一次医生来到社区和居民们一起科普甲状腺疾病的相关知识。李大妈也赶紧去听了听。谁知听完讲座，李大妈才发现自己的做法其实并不对，不同的人对碘的需要并不一样，甲状腺疾病并不是对海鲜一禁了之，碘缺乏也会导致甲状腺结节的增长；而像媳妇这样的孕妇更不应该对海鲜严格忌口，这样对胎儿的发育也不好。这下李大妈懵了，这么长时间的忌口竟然忌成了笑话，那到底该怎么吃呢？

1 什么样的体质容易患甲状腺结节

《黄帝内经·灵枢》中记载，足厥阴肝经"循喉咙之后"，足少阳胆经"下行颈部"，意思是肝胆两经都经过颈部，甲状腺所在的位置及附近位置，与甲状腺疾病的发生密切相关。中医理论中的"肝胆"与人的情绪密切相关，长期生气、焦躁、思虑、郁闷的情绪，会使"肝胆"生病，导致人体中的气机不畅，阻塞到肝胆经巡行的部位，也就是《素问·阴阳应象大论》所说的："怒伤肝"。气机不畅，血的流通也随之不通畅，气和血一起阻塞在甲状腺所在的位置，就形成了良恶性结节，也有可能影响甲状腺功能。

女性阴虚体质、气郁体质容易患甲状腺结节。阴虚质具体表现为：口燥咽干、手足心热、鼻腔干燥、喜饮冷水、大便干燥、舌红少津，性情急躁、外向好动，不耐受暑热，易失眠，形体偏瘦。气郁质具体表现为：神情抑郁、忧虑脆弱、烦闷不乐，性格内向不稳定、敏感多虑，对精神刺激适应能力较差，不适应阴雨天气，形体偏瘦者较多。

男性痰湿体质容易患甲状腺结节。痰湿体质具体表现为：形体肥胖、面部皮肤油脂较多、胸闷、痰多、多汗、舌苔黏腻，性格多温和、稳重、善于忍耐。

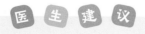

医 生 建 议

导致甲状腺结节产生的原因比较多，女性阴虚体质、气郁体质容易患甲状腺结节，而男性痰湿体质容易患甲状腺结节。

2 / 如何对甲状腺进行自我保养

中医养生强调"因时制宜""因地制宜""因人制宜",这就说明甲状腺疾病的中医养生也需要具体情况具体分析。在这里先为大家总结几条通用的妙招。

（1）节饮食：要注意合理饮食，吸烟、肥胖、高血脂都是甲状腺良性、恶性疾病发生的危险因素。

（2）慎起居：古人云：日出而作，日落而息，是十分符合自然规律的做法，由于现代生活的进步、生活节奏的增快，各种电子产品、网络文化影响着大家的生活，"熬夜"在中青年和部分老年人中成了"大流行"，这种与自然规律违背的生活方式，也悄无声息地腐蚀着人类的健康。因此，维护自身健康、甲状腺健康，就要做到规律起居；春、夏、秋三季，早睡、早起；冬季，早睡晚起，这样既符合日夜规律，也顺应四季的变化。

（3）畅情志：要保持健康、良好的情绪，培养乐观、积极的心态。学会应对现代社会压力和快节奏生活带来的冲击。以稳定、平和、乐观的心态应对生活中的困难和变数。也可通过增加运动的方式，塑造健康的体形，更容易保护情绪健康。

（4）避外邪：主要针对甲状腺疾病，避外邪主要是指辐射环境。甲状腺是辐射中度敏感的器官，低剂量电离辐射就会引起甲状腺结构的改变，这种情况可见于医院放射科的工作人员，尤其是年长、工龄长的女性。对于普通百姓来说，过多的X线检查被认为是甲状腺癌的发生的危险因素。如不可避免需要进行多次X线或CT检查时，可用专业甲状腺防护围脖进行防护。

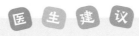

长期生气、焦躁、思虑、郁闷的情绪会导致人体中的气机不畅，血流也不畅。良好的情绪和合理健康的生活起居是防止甲状腺结节产生的好方法。

3

得了甲状腺疾病除了"碘"，还有哪些食物需要忌口

很多得了甲状腺疾病的病人都想知道除了碘，还有其他食物他们需要忌口吗？到底哪些食物吃了甲状腺不好，哪些食物又可以多吃，以预防甲状腺疾病呢？其实答案是——没有。

得了甲状腺疾病其实吃的东西还是比较广泛的。

有些蔬菜包括萝卜、西兰花、花菜，其实平时吃一点是没有任何影响的，但如果一天吃 8 ~ 10 斤以上天天吃，那可能会对甲状腺的结节会有一些影响，会影响甲状腺激素的分泌。除此之外偶尔吃点萝卜干都没有任何问题，所以大家不需要非常忌口。另外"发物"，包括羊肉、鸡蛋，会不会引起甲状腺癌的复发和转移？答案也是不会的。所以病人应该根据自身的情况均衡饮食，而不是样样东西都忌口，只有饮食均衡才能健康。

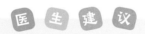

甲状腺病人不需要非常忌口，病人应该根据自身的情况均衡饮食，均衡饮食才能更健康。

4

得了甲状腺癌可以吃冬虫夏草吗

老百姓都知道虫草是一种名贵中药材，有滋补和抗肿瘤作用，但似乎又"知其然不知其所以然"。有些甲状腺癌术后病人会问："医生，我刚做完手术，要不要吃点虫草补一补？别人送了虫草，要吃吗？听说虫草抗肿瘤效果好，我是不是去买一点？"对于冬虫夏草（以下简称"虫草"），我们既熟悉又带着很多疑问。比如虫草是虫还是草？它的活性成分、药理作用有哪些？甲状腺癌术后病人能服用吗？

虫草是中国传统珍稀濒危中药材。它既不是虫，也不是草，而是"虫""草"复合体，本质是一种虫生真菌，由虫草菌在僵死的蝙蝠蛾科幼虫寄主形成。冬季，受虫草菌侵染的蝙蝠蛾幼虫体内形成菌核，但其外表保持蝙蝠蛾幼虫的虫形，即"冬虫"；次年夏季，在温暖潮湿的环境下，菌体生长，僵死的蝙蝠蛾幼虫的头部脱落，从其头部长出一根有柄的律状子座，外形与草相似，即"夏草"，冬虫夏草也由此得名。虫草味甘、性平，归肾、肺经，功能补肺益肾、止咳化痰、补虚损、益精气，可治疗久咳虚喘、久嗽咯血、阳痿遗精、腰膝酸痛等疾病。

大家也许还听说过，虫草还曾经救过武则天的命呢。武则天晚年咳嗽不止，用过多种偏方都没有效果，后来御膳房每天炖虫草全鸭汤。一个多月后，武则天的咳嗽就痊愈了。因此由于虫草的神奇疗效和古代数量稀少珍贵，因此被民间称为"黄金草"。

我国的冬虫夏草，主要分布在青藏高原，青海省等地，其产量占到全国产量的一半以上。虫草的化学成分主要有多糖类、氨基酸类、核苷类、蛋白质和微量元素等，在众多活性成分中，研究最多的是药理学效用更加明显的虫草多糖、虫草素和虫草酸等。这些单体活性成分具有优质的药理学作用，主要包括：调节免疫作用，抗肿瘤作用，保护肾脏，调节心血管系统功、呼吸系统能和促进造血的作用，降血糖作用，抗菌的作用，调节内分泌和减缓衰老。

目前对虫草的研究主要来自古代医书的记载，药理作用和毒理作用还不是非常清楚，是否一定对甲状腺癌有好处并无一定依据。目前虫草的药理作用研究主要基于细胞和动物方面。缺少大样本的甲状腺癌术后病人的服用情况的观察，因此还需更多的研究来证实虫草对甲状腺癌复发转移的预防作用。

如果家里有，或者朋友送了，再或者自己想买一点服用一下，在身体状态合适的情况下可以吃。但需要知道的是，虫草只是起到辅助作用，肯定不能替代药品，如果甲状腺癌病人砸锅卖铁吃虫草就没有必要了。

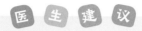

冬虫夏草是一种名贵中药材，有滋补和抗肿瘤作用，但虫草只是起到辅助作用，肯定不能替代药品。

5

碘是引起甲状腺结节的罪魁祸首吗

甲状腺虽然小，但它却是我们身体代谢的主要调控者和发动机，它的功能不能小觑。我们要知道甲状腺并不是免疫器官，所以甲状腺切除后并不会引起免疫力降低。甲状腺主要通过合成、储存和释放甲状腺素进入血液，来调控人体新陈代谢，维持身体组织和器官正常运转。合成甲状腺素的主要原料就是碘。但近年来，甲状腺疾病的发病率显著上升，特别很多甲状腺结节病人就会疑惑，碘是导致的甲状腺结节的罪魁祸首吗？

其实碘不但不是毒物，而且还是人体必需的微量元素。人体需要充足的碘来制造甲状腺素，维持正常的生理功能，我们一般通过食物获得它。碘缺乏地区由于水和土壤中的碘含量非常少，因此在此环境中收获的粮食和生长的动、植物中碘含量也极少，人们经常食用这些食物就会导致碘缺乏。碘缺乏会导致成人"大脖子病"和儿童"呆小症"，为此我国政府采取国际通用的做法——在食盐中加碘。

正常人如果每天摄入的碘量不足 50 μg 时，就可能患碘缺乏病，需要增加碘的供应。每天能从外界能获得 100 μg 以上的碘才能满足身体需要。处于青春期生理性甲状腺肿大的人可以多食海藻、海带等海产品，以满足身体的需要。但如果是甲亢病人不及时就诊，而是自己多吃富含碘的食物，则可能会贻误病情，导致甲状腺危象的发生甚至危及生命。

在缺碘地区食用含适量的碘盐仍然是消除碘缺乏病最重要的举措。沿海居民尤其是经常吃海带、紫菜等富含碘的海产品的人，可以减少碘盐的摄入。家族中有甲亢病史的病人还是以低碘饮食为好，但低碘不等于完全禁忌，食用得当很重要。

甲状腺结节的病因并不相同，临床上有多种甲状腺疾病：如甲亢、甲状腺炎、甲状腺腺瘤、结节性甲状腺肿以及甲状腺癌等，都可以表现为甲状腺上多个或单个结节。虽然缺碘会引起甲状腺结节、甲状腺肿和甲状腺癌的产生，但长期过高服用碘也会引起甲状腺结节，甚至甲状腺癌的发生。

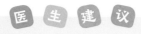

医 生 建 议

　　如果已经发现甲状腺结节者请不要盲目自行加碘或戒碘，应该到医院就诊，专业医生可以通过甲状腺功能测定、甲状腺B超、细针穿刺活检、放射性核素扫描等检查确定甲状腺功能和甲状腺肿块的大小及性质，来明确是否需要低碘或忌碘饮食。

6

为什么说孕妇不能过度忌碘？碘不足对胎儿有影响吗

碘缺乏致病是由于自然环境中碘元素不足造成机体碘营养不良所表现出的一组疾病的总称，包括地方性甲状腺肿、大脖子病和呆小症，可引致胎儿流产、早产和先天畸形等。缺碘地区的人由于每天摄入的碘不足，可反馈性地促使甲状腺增生，导致罹患地方性甲状腺肿。严重缺碘时，病人会出现甲状腺功能减退症（甲减），儿童和青少年缺碘会造成智力低下、青春期甲减、体格发育落后等危害。食盐中添加碘的本意就是为了防治碘缺乏病如地方性甲状腺肿、大脖子病和呆小症等，为什么碘缺乏和碘过剩都会导致甲状腺肿大？它们对人体会产生哪些影响？

其实碘缺乏和碘过剩都可能导致甲状腺肿大。流行病学资料表明，碘缺乏和碘过剩时甲状腺肿大概率都会升高，在人群中当尿碘 < 45 μg/天，甲状腺肿大与尿碘成反相关，尿碘越低甲状腺越肿大；当尿碘 > 1 000 μg/天，甲状腺肿大与尿碘成正相关，尿碘越高甲状腺越肿大。其实甲状腺肿大还与碘缺乏或碘过剩以外的其他原因相关：如青春期甲状腺肿、毒性弥漫性甲状腺肿、桥本甲状腺炎、亚急性甲状腺炎、甲状腺肿瘤等。因此，碘重在平衡！不能一味忌碘。

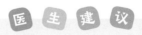

医　生　建　议

碘缺乏和碘过剩都可能导致甲状腺肿大，均衡补充碘很重要。

7

中医的发物有哪些？哪些发物甲状腺病人不能吃

很多人很好奇，中医里面的发物到底指的是什么？发物是指健康人或病人，由于饮食不当而诱发某种病症产生、妨碍治疗、加重病情、阻碍康复的一类食物。常见的发物包括：猪头肉、鸡肉、鸡蛋、驴肉、牛肉、羊肉、鹅肉、虾、蟹、香椿、韭菜、瓜果，以及白酒、糟类、豆腐等。提起发物，常与"忌食""五禁"等忌口注意事项有关。

甲状腺病人需要忌食发物吗？答案：不是。抛开剂量谈毒性，所有发物都忌口是不科学的。忌口过于严格会导致饮食不均衡、营养不良，反而影响健康。所谓对发物的忌口针对不同的甲状腺疾病也不同，是相对而言，生活中稍加注意，少食即可。

甲状腺疾病常因脏腑功能失调导致，故应该少食动火、动风、积冷的发物。① 动火发物：羊肉、胡椒、花椒、姜等；② 动风发物：虾、蟹、鹅、椿芽等；③ 积冷发物：柿、西瓜、梨等。

（1）甲亢的病人中医中的饮食禁忌？甲亢在中医属于"肝胃热盛""阴虚阳亢"者较多，总之是人体中阳和热偏盛，需注意减少食用激发阳气、热气的食物，以及易生痰湿、阻碍气机的食物。甲亢需要的忌食：① 含碘量高的海产品：海鱼、海虾、海带、紫菜等；② 高胆固醇类食物：动物内脏、贝壳类、蛋黄等；③ 辛辣刺激食物：辣椒、浓茶、咖啡、酒精等。

（2）甲减有何饮食禁忌？甲减在中医属于"肾阳亏虚""脾肾阳虚""心肾阳虚"，总因人体中阳和气偏弱所致。故食饮时需注意避免性质寒凉、生冷，以及容易诱发痰湿阻碍阳气运行的食物：① 生冷食物：西瓜、柿子、冷饮、啤酒等；② 高胆固醇食物：动物内脏等。

（3）甲状腺良性结节中医的饮食忌宜有哪些？甲状腺良性结节在中医属于"瘿病"范畴，多由于人体气机不畅，痰湿、瘀血停留在经络中，聚结形成了肿块。故生活、食饮时需注意，避免情绪急躁、郁怒，避免生痰、滞气、致瘀的食物：① 忌食高碘饮食：海带、紫菜等；② 忌食腌制加工食品：酱菜、渍菜；③ 少食辛辣、刺激食品：辣椒、浓茶、咖啡。甲状腺良性结节病人可以适当摄入利于化痰、行气、散瘀的食物，如梨、枇杷果、荔枝、香菇。

（4）甲状腺癌术后中医方面的饮食忌宜有哪些？甲状腺癌为在中医中为痰凝、血瘀、毒聚而成的恶性病变，术后可配合中医治疗。在生活与食饮中需注意减少生痰、生湿、生瘀，阻碍气机运行的食物，禁忌饮食有：① 少食高胆固醇类食物：动物内脏、贝壳类、蛋黄，以及油炸肥腻食物等；② 少食辛辣、刺激食物：辣椒、咖啡、浓茶、酒精等。③ 少食十字花科蔬菜：花椰菜、卷心菜、萝卜、西兰花等。适宜饮食有：① 术后初起可以菊花、金银花、胖大海、麦冬等泡水代茶饮，缓解插管引起的咽部不适；② 消肿食物：芋艿、芥菜、菱、猕猴桃、油菜；③ 增强免疫力食物：蘑菇、核桃、香菇、木耳、红枣、山药、薏苡仁等。

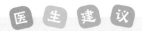

医 生 建 议

　　甲状腺病人对所有发物都忌口是不科学的。忌口过于严格会导致饮食不均衡、营养不良，反而影响健康。所谓对发物的忌口针对不同的甲状腺疾病也不同，是相对而言，生活中稍加注意，少食即可。

8

吃花菜和萝卜会导致甲状腺肿大和甲状腺结节增大吗

像李大妈一样得了甲状腺结节不吃花菜和萝卜的病人还有很多。门诊也经常遇见甲状腺病人来咨询除了花菜和萝卜，还有没有其他类似的蔬菜不能吃。他们都听说吃了花菜和萝卜会让自己甲状腺肿大和结节增大。那这种说法到底有没有科学依据呢？类似的食物还有哪些呢？

（1）食用花菜和萝卜等食物会导致甲状腺肿大是一种民间传说吗？常见的花菜和萝卜其实都属于十字花科蔬菜。我们日常食物中除了花菜和萝卜以外，卷心菜、绿菜花、大白菜、青菜、油菜、甘蓝、豆瓣菜、芝麻菜、芥菜、大头菜、小白菜、青菜等很多蔬菜都属于十字花科蔬菜。这类蔬菜有个共同特征就是叶子呈现莲花形状，叶片呈十字单叶排列，有假隔膜。十字花科蔬菜中一般都含有抗氧化物质——硫苷。硫苷遇水后会分解成异硫氰酸盐，而异硫氰酸盐会竞争性抑制甲状腺细胞上特有的钠-碘转运体活性，从而抑制甲状腺对碘的吸收，导致人体内甲状腺激素生成障碍，形成甲状腺肿大。这种说法具有一定的科学依据。

（2）甲状腺疾病的病人还能开心地食用这类食物吗？这么多蔬菜都属于十字花科蔬菜，看到上述结论大家是不是都不敢再去吃这些食物啦？其实正常饮食并不会影响甲状腺肿大。十字花科蔬菜导致甲状腺肿大，这种说法是有条件的：① 只有长期大量生食十字花科蔬菜才有影响。那就意味着每人每天吃8～10斤（4～5千克）十字花科蔬菜才会有影响，一般人肯定达不到这个量，所有一日三餐正常进食十字花科蔬菜并不会导致甲状腺肿大；② 十字花科蔬菜加热、做熟可以破坏硫苷，所以如果喜欢吃的病人煮熟这类蔬菜，就可以去除硫苷，这样吃起来更放心了。当然，偶尔少量生吃问题也不大，尽量避免长期、大量吃；③ 十字花科蔬菜引起甲状腺肿大还需要帮手。那就是如果病人还同时大量吸烟、处于低碘地区、不吃海鲜和碘盐，或者喜欢大量食用富含类黄酮的水果（如葡萄、橘子等）。这些因素叠加在一起，相互作用才可能引发甲状腺肿大。

因此，一般的甲亢、甲减、甲状腺结节、甲状腺癌的病人，都可以食用十字花科蔬菜。特别对于平时经常进食海产品以及生活在沿海地区的人群，这些蔬菜还能有效降低碘过剩对甲状腺的刺激。十字花科蔬菜中富含的抗氧化剂更能保护全身细胞免受各种有毒物质的侵袭。有研究显示它们也能起到抗癌的作用。如十字花科蔬菜可以降低机体对肠道菌群产生的炎症反应，从而降低患肠癌的可能性，还含有丰富的电解质和微量元素，在维持体内酸碱平衡中起重要作用。因此，对这类食物可以适量食用，完全不需要担心其会导致甲状腺肿大或甲状腺结节增大。

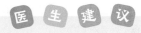

　　花菜和萝卜等十字花科类蔬菜中含有丰富的营养成分，正常、适量食用并不会产生甲状腺肿大或者甲状腺结节增大，无需过分担心。

9
多吃芋艿可以消除甲状腺结节吗

很多病人在得了甲状腺结节后，非常想通过食疗的方法来消除甲状腺结节。因此很多人听说芋艿有效，就在家每天煮芋艿、蒸芋艿，甚至吃到想吐也不放弃，立志通过食疗把甲状腺结节消除。但芋艿真的有这么神奇吗？吃多少芋艿可以把甲状腺结节消除呢？除了芋艿以外还有其他食物可以消除甲状腺结节的食物吗？

想通过每天进食芋艿来消除甲状腺结节的病人还真不少。我们所说的食疗，只有可能起到一点点的辅助作用，它并不是药物，所以也没有想象中的那么神奇，并不能消除甲状腺结节。

但芋艿消除甲状腺结节的说法也不是空穴来风，中医中还真有此类说法。中医中认为，芋艿味甘、辛，性平，具有消瘰散结，通便解毒，益气健脾，添精益髓之功用。《本草纲目》也曾记载芋艿能"益脾胃，调中气，化痰散结"。《滇南本草》也有"芋艿治中气不足，久服补肝肾，添精益髓"的记载。中医也经常用芋艿入药来辅助治疗脾胃病病人。但这些只能起到辅助作用，单纯依靠进食芋艿，其实并不能消除已经形成的甲状腺结节。

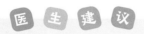

医 生 建 议

芋艿味甘、辛，性平，具有消瘰散结作用。但它属于食疗，依靠食用芋艿消除甲状腺结节并不可取。

10

除了芋艿，还有其他食物可以消除甲状腺结节吗

其实除了芋艿有消瘰散结作用外，其他很多食物也有类似的作用。这里就列举其他几样食物。但大家需要知道的是，所有的食疗只能起到一点点的辅助作用，并不能替代药物和手术，想单纯依靠食疗来消除甲状腺结节或者甚至去除甲状腺癌是不科学的。和芋艿一样具有消瘰散结作用的食物还有以下几种。

（1）陈皮：中医认为，甲状腺结节多由情志不畅，肝郁气结，气滞、痰凝、血瘀三者互相凝结而停聚颈前而成。陈皮，是柑橘的干燥成熟果皮，味苦、辛，性温，归脾、胃经，具有理气健脾，燥湿化痰的作用。《医林纂要》谓其"上则泻肺邪，降逆气；中则燥脾湿，和中气；下则舒肝木，润肾命。主于顺气、消痰、去郁"。有甲状腺结节，可以适当陈皮泡水喝，但要注意长期大量服用可能会"上火"。

（2）马齿苋：是一种常见的野菜，很多人甚至都把它扔掉了，但它也有一定的药用价值。马齿苋有很好的杀菌和抗炎作用。对于甲状腺肿大的病人，可以一定缓解甲状腺结节胀痛感，减轻甲状腺结节对周围组织的压迫感。

（3）油菜：含有大量的维生素和各种微量元素，能帮助滋润肠道和排便，滋润肝脏和解毒，具有一定的消肿作用，也有助于减轻甲状腺结节对周围组织的压迫感。

（4）丝瓜：可以促进血液循环，具有散结的作用，对清除各类结节有一定的效果，如果甲状腺结节胀痛不适，颈部会非常不舒服。此时，适量食用丝瓜可以有效帮助缓解甲状腺结节对病变组织周围的压迫感，并有效缓解不良反应。

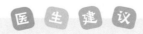

医 生 建 议

虽然大家很喜欢食疗，但是食疗的作用真的非常有限，为了治病长期大量食用真的没必要，建议大家理性对待。

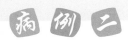

　　老王在某私立健康体检中心进行一个全身体检，体检颈部B超报告显示：双侧甲状腺弥漫性改变。看着这份报告，尤其是报告里"弥漫性"三个字，老王顿时慌了神，心里琢磨着是不是得了"甲状腺癌"，而"弥漫性"是不是意味着"癌细胞播散转移"。老王来到了医院就诊。医生给他复查了甲状腺B超，外加甲状腺功能检测。复查的甲状腺B超结果提示：双侧甲状腺弥漫性改变，桥本甲状腺炎可能。查血结果提示甲状腺的抗体明显增高了。老王很疑惑甲状腺也会发炎，要吃消炎药吗？

11 / 什么是桥本甲状腺炎

桥本甲状腺炎是一个名字非常"日系"的疾病，名字里的"桥本"是一个日本姓氏，用于纪念发现并报道这种甲状腺炎的日本学者。首先需要明确一个容易混淆的定义：炎症≠感染。感染的必须因素是存在外部敌人入侵，比如细菌、病毒或其他病原体等。我们身体内存在一支防卫军队，用于抵抗外来病原体入侵，和外来入侵者作战，这就是人体的免疫系统。在现实战争中，激烈的战斗会出现双方军队伤亡，甚至殃及普通老百姓。人体免疫系统在作战时，也会在作战区域对正常人体组织造成一定程度损伤，表现为这一区域人体组织出现红、肿、热、痛等症状，这种因免疫系统作战导致人体组织损伤的反应即炎症。有时并没外来病原体入侵，免疫系统却给自己加戏，误把正常组织当敌人进行攻击，这种情况叫作"自身免疫性炎症"。桥本甲状腺炎属于自身免疫性炎症，不是感染，免疫系统错误地攻击了甲状腺正常滤泡细胞，造成了甲状腺组织的炎症，所以在B超检查中会呈现出"弥漫性病变"。

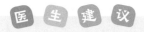

医 生 建 议

桥本甲状腺炎是一种自身免疫性炎症，而不是细菌或病毒感染。

12

为什么桥本甲状腺炎病人，有的是甲亢，有的却是甲减

桥本甲状腺炎由于自身抗体对甲状腺滤泡细胞造成损伤，的确会影响甲状腺功能，根据炎症程度以及不同时期，可能存在甲亢、正常、甲减3种状态。我们用一个场景比喻来解释这个问题。

甲状腺是人体重要内分泌器官，其中甲状腺滤泡细胞是负责合成分泌甲状腺素的场所。由滤泡细胞组成的甲状腺组织，就像一座放满好酒的酒窖，在主人招待贵客时随时拿出好酒款待客人，甲状腺素好比酒窖里的好酒。桥本甲状腺炎产生的自身抗体就像家里的熊孩子，专爱去家里酒窖里调皮捣蛋，在酒窖里乱敲乱砸，砸坏的酒桶漏出的酒液到处都是，整个酒窖里满是醉人的酒味，这就类似桥本甲状腺炎急性期，甲状腺滤泡细胞被破坏大量甲状腺素释放后的甲亢状态。等酒窖里漏出的酒液挥发完毕，主人发现因为酒桶被熊孩子砸坏太多，剩下的酒以及不够招待客人，这就是桥本甲状腺炎的甲减期，这时残余未被破坏的甲状腺滤泡细胞产生的甲状腺素已不够人体正常生理需求。

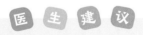

医生建议

桥本甲状腺炎根据甲状腺滤泡细胞破坏程度、不同时期、不同阶段可分别出现甲亢、甲状腺功能正常和甲减。

13

得了桥本甲状腺炎需要吃消炎药吗

　　像李大妈一样被诊断为桥本甲状腺炎后的病人并不少见。很多病人看到名字中有个"炎"，内心总有点担心，想吃点消炎药来消消炎。但是他们不知道此"炎"非彼"炎"，它和我们平时所说的扁桃体炎、咽喉炎、气管炎、肺炎、眼睛发炎等细菌或病毒感染引起的炎症并不一样。

　　桥本甲状腺炎是一种自身免疫性疾病。自身免疫疾病通俗来说，就是自己"攻打自己"。主要是自身免疫功能被激活后，血液中的免疫细胞跑到了甲状腺里面，使得原本几乎没有炎症细胞浸润的甲状腺组织中出现较多各类炎症细胞。这些炎症细胞浸润甲状腺组织，长时间后会对甲状腺组织造成破坏，而被破坏的甲状腺组织有自我修复能力。这样长此以往甲状腺组织不断被炎症细胞破坏，又自我修复，最终导致甲状腺弥漫性肿大、纤维化，甲状腺功能逐渐降低。得桥本甲状腺炎的女性人数要比男性多，女性发病率大概是男性的 $8 \sim 9$ 倍。桥本甲状腺炎病人并不需要使用消炎药，不正确的用药不但不能治疗此病，还会导致体内菌群紊乱、药物不良反应产生。

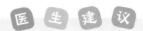

　　桥本甲状腺炎和细菌或病毒感染引起的炎症并不一样，不需要服用消炎药来治疗。

14

什么样的人容易得桥本甲状腺炎呢

    桥本甲状腺炎是一种自身免疫疾病。自身免疫疾病通俗地说，就是自己"攻打自己"。主要是自身免疫功能被激活后，血液中的免疫细胞跑到了甲状腺里面。长时间炎症细胞会使甲状腺组织弥漫性肿大和纤维化，进而导致甲状腺组织肿大、变硬，质地犹如木块，因而有时其也被称为"木僵样甲状腺炎"。其实目前该病的发病原因还没有完全搞清楚，但是根据已经有的研究结果显示：遗传、精神状态、环境因素、感染、碘过剩和硒缺乏等这些原因都可能和桥本甲状腺炎发病或者发展有关。

    中医里面，桥本甲状腺炎也可归属于"瘿瘤"等范围。因此情志、情绪是影响发病的重要因素。中医认为，女子以肝为先天（中医所说的肝不完全等同于现代医学的肝脏），女性长期焦虑、恼怒，容易发生肝郁、郁热、肝火，长期思虑过度，易损伤脾气。颈前是足太阴脾经和足厥阴肝经循行的部位，本病与肝脾二脏关系最为密切。

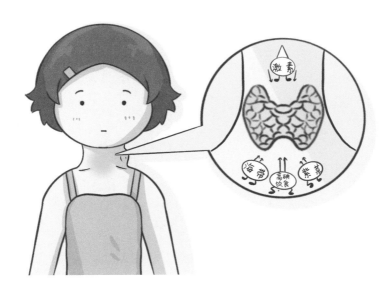

大部分桥本甲状腺炎病人其实根本没有特别感觉，往往是体检时才发现得这种疾病。也有的病人存在咽喉部不适、脖子增粗，有哽咽感去医院做检查才发现。桥本甲状腺炎最多见于工作压力大、经常加班熬夜、精神过度紧张焦虑、身体长期处于亚健康状态人群。

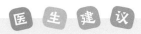

医 生 建 议

遗传、精神状态、环境因素、感染、过多的碘摄入和硒缺乏等这些原因都可能和桥本甲状腺炎发病或者发展有关。

15

桥本甲状腺炎的病人的化验单有些指标非常高，要紧吗

绝大部分桥本甲状腺炎病人进行甲状腺功能测定，都会发现甲状腺功能血中有几个抗体的指标会非常高，有时候甚至大于几千。这时，病人都会很担心，觉得指标这么高，问题一定很严重。那这些抗体增高到底要紧吗？桥本甲状腺炎主要是病人血液中TGAb（甲状腺球蛋白抗体）或TPOAb（甲状腺过氧化物酶抗体）升高。

临床上，大部分桥本甲状腺炎病人甲状腺功能是正常的，但也有病人出现甲状腺功能亢进或者甲状腺功能减退。因此我们要了解一下这个病的几个阶段：甲状腺功能正常期：甲状腺功能正常，几乎没什么明显症状，仅仅是TPOAb或TGAb增高。甲亢期：心悸手抖、怕热多汗、多食消瘦、失眠兴奋等症状，这个阶段一般几个月，时间并不长。甲减期：随着甲状腺滤泡细胞破坏越来越多，大多数病人最终会进入甲减期，此阶段病人可出现畏寒怕冷、心跳缓慢、水肿、脱发、便秘等症状，病人甲状腺肿大和僵硬也愈发明显。上述3个阶段并不是每个病人都会经历的，具体还得看各人的病情。有的可能一直都是甲状腺功能正常期。

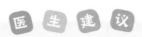

医 生 建 议

桥本甲状腺炎病人进行甲状腺功能检测会发现TGAb（甲状腺球蛋白抗体）或TPOAb（甲状腺过氧化物酶抗体）异常升高。这些抗体逐步破坏甲状腺组织，长此以往或导致甲状腺功能降低，出现甲减。

16
如何通过饮食调理桥本甲状腺炎呢

中医认为桥本甲状腺炎与肝脾二脏关系最为密切。临床辨证论治，运用扶正清瘿法，达到益气健脾、疏肝清热、化痰散结的功效。可以改善病人甲状腺功能、病人咽喉部不适、甲状腺和淋巴结肿痛等症状。本病治疗重在预防，避免过度劳累、身体透支，保持精神愉快、情绪舒畅，加强身体锻炼，增强抵抗能力，减少感冒、咽喉肿痛的发生，减少病毒入侵甲状腺的机会，从而达到缓解症状的目的。饮食方面缺碘和高碘都会导致甲状腺疾病，故要因人制宜。

桥本甲状腺炎病人只是TPOAb或TGAb增高，甲状腺弥漫性肿大或者伴有结节，TSH、TT4、TT3、FT4、FT3正常范围内，日常低碘饮食即可，含碘高的海带、紫菜少吃，但是海鱼和海虾可以吃，稍微控制一下摄入，只要不是天天吃，吃太多，不会造成碘过量。桥本甲状腺炎甲亢期：该时期TPOAb或TGAb增高，TSH降低，T3、T4升高，这时要吃无碘盐，不吃含碘量高的海带、海蜇皮、紫菜、虾皮。桥本氏甲状腺炎甲减期：该期TPOAb或TGAb增高，TSH升高，T3、T4降低，日常海鲜可以食用，并补充左甲状腺素钠片（如优甲乐、雷替斯和加衡等）。以前认为甲状腺疾病病人不能吃十字花科蔬菜，如包菜、花菜、萝卜、芥菜等，主要由于缺碘状态时，这些植物含有硫苷，可能影响甲状腺素的合成。但在不缺碘的情况下，桥本甲状腺炎病人是可以吃这些蔬菜的。特别要说明的是，年轻女性的桥本甲状腺炎的患病率越来越高，女性病人备孕期要查甲状腺功能，调整甲状腺功能到合适范围内再怀孕。

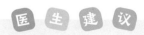

医 生 建 议

桥本甲状腺炎重在预防，避免过度劳累、体力透支，保持精神愉快、情绪舒畅，加强身体锻炼，增强抵抗能力，减少感冒、咽喉肿痛的发生，可以减少病毒入侵甲状腺的机会，从而达到缓解症状的目的。

17

桥本甲状腺炎会癌变吗

　　桥本甲状腺炎本质是自身免疫性炎症，理论上不会引起癌变。不过需要注意的是，如存在甲状腺结节合并桥本甲状腺炎，可能会由于结节存在于炎症背景的腺体内，更不容易判断结节性质，好比电视机信号不好，背景都是"雪花"，这时电视节目清晰度就很差，看节目就很费眼睛，节目的细节也因为信号差而看不清。桥本甲状腺炎合并甲状腺结节时，就需要更加关注甲状腺结节B超下的特征，并定期复查随访观察甲状腺结节变化趋势，必要时进行结节细针穿刺评估结节性质，以防有癌变结节躲藏在炎症的腺体里蒙混过关。

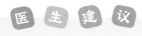

　　桥本甲状腺炎本身并不会癌变，但桥本甲状腺炎的病人也可能生甲状腺癌，所以得了桥本甲状腺炎合并甲状腺结节的要定期随访。

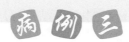

　　新冠病毒疫情打乱了很多人的生活节奏。老李得了甲状腺癌，本来已经约好去医院做碘-131治疗，却发了高热，查核酸发现感染了新冠病毒；正好自己平时吃的左甲状腺素钠片（优甲乐）也快吃完了。这下尴尬了，到底去不去做碘-131治疗呢？要是发热发的厉害，饭都吃不进去，左甲状腺素钠片停了要紧吗？老李非常担心，在互联网医院咨询了自己的医生。

18

得了新冠，甲状腺疾病病人没办法按时去医院就诊怎么办

甲状腺良性肿瘤的病人完全不需要顾虑，即使到了复查的时间，如果疫情严重了。或者自己得了新冠，完全可以等疫情高峰过去，或者自己新冠康复后再去医院进行复查。对于已经约好手术或者消融的良性病人，手术和消融也完全可以延后。因为甲状腺良性肿瘤发展缓慢，往后拖延1～3个月都不会有明显变化。

对于穿刺已经明确甲状腺癌的病人也不需要过分担心，可以延后手术。有些病人担心甲状腺穿刺后必须马上手术，否则容易导致甲状腺癌的扩散和转移。这种说法并没有科学依据，甲状腺穿刺早就在全世界范围内被证实为一项简便、安全和有效的方法，并不会导致甲状腺癌扩散转移，因此不需要担心。甲状腺癌发展也比较慢。已经接受了甲状腺癌手术，正在服用左甲状腺素钠片（如优甲乐、雷替斯和加衡等）的病人可以请家属去医院代配药或者自己在互联网医院配足够剂量的药物。这类药物是需要长期口服的，因此在家中稍微多备一点即可。

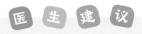

　　如果感染新冠可以延缓就诊、手术和复查，甲状腺癌一般发展较缓慢，延迟诊治并不影响。

19

长期服用的甲状腺药物快没了
应该怎么办

对于正在服左甲状腺素钠片（如优甲乐、雷替斯和加衡等）、抗甲状腺药物（甲巯咪唑、丙基硫氧嘧啶）、糖皮质激素（甲泼尼龙）的不同甲状腺疾病病人，特别是后两种尽量不要一下子停药。以下几种方法可能有用：① 请亲朋好友、社区工作者去医院帮忙代配药；② 通过互联网医院和自己的医生进行网上问诊。很多正规医院已经开通了互联网医院，一般6个月之内，只要有曾经的就诊记录可以被查得到，就可以按照原来剂量给病人出具需要的药物，并寄送到家；③ 家附近正规药店购买，如果有医生的处方很容易在家附近的药房中购买到这些药物；但如果没有处方，那就需要询问一下药店是否有在店的药剂师，他们如果可以开处方的话也可以当场配到药物；④ 通过国内知名医疗网站在线购买，这类在线药店能在线处方审核开具，可以购买后邮寄到家。

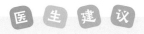

医 生 建 议

长期服用的甲状腺药物没有了，可以通过多种途径获得。抗甲状腺药物和糖皮质激素尽量不要一下子停药。

20

得过新冠的甲状腺癌病人是否可以继续服用左甲状腺素钠片呢？漏服了会导致甲状腺癌扩散和转移吗

甲状腺癌病人也可能会感染新冠，如果得的新冠属于无症状或者轻症的病人，可以继续按照原来的方案服用药物，不需要改变。如果得了新冠后因为睡觉延误了或者忘记空腹服用左甲状腺素钠片（如优甲乐、雷替斯和加衡等），当天饭后补服也没有关系。如果新冠症状严重出现有高热，呕吐、严重腹泻无法服用时候，可以停止2～3天，等症状缓解后服用。将前面损失的剂量，分几天慢慢补上。比如每天吃2粒，停用了3天，缺少6粒，就可以后面几天内天天加半粒或者1粒把它慢慢补回来就行，所以不需要担心。左甲状腺素钠片空腹服用是因为它对胃肠的刺激小，空腹吸收更好。但如果忘了空腹，也可以饭后服用，只是吸收有一些影响并无大碍。所以漏服了或者饭后吃左甲状腺素钠片并不会导致甲状腺癌扩散和转移。

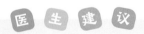

左甲状腺素钠片漏服或者饭后吃并不会导致甲状腺癌扩散和转移。

21

预约了碘-131治疗，也做了治疗前的准备，却发现自己得了新冠该怎么办

甲亢或者已经做完甲状腺癌手术需要做碘-131治疗的病人感染了新冠病毒，如果还没开始碘-131治疗前准备，可以继续按照原来的生活习惯和服药情况不变，延迟进行碘-131治疗。

如果已经预约了碘-131治疗，而且已经开始碘-131治疗前的准备包括：已经忌碘饮食和停止服用甲状腺相关药物（如丙硫氧嘧啶片、甲巯咪唑片或左甲状腺素钠片）等。

（1）病人可以先恢复普通饮食，然后继续服用原来剂量的甲状腺药物（如丙硫氧嘧啶片、甲巯咪唑片或左甲状腺素钠片）。

（2）碘-131是一种放射性物质，通常病人就诊预约后，医生再根据个体情况准备碘-131剂量。因此如果病人错过预约的服用时间，原先准备的药物就会出现衰减，导致药物效能降低，因此就不建议再服用了。可以先放弃本次治疗。

（3）碘-131治疗也属于内放疗的一种，治疗期间虽然是局部治疗为主。但病人如果已经出现了感染新冠病毒，再坚持继续碘-131治疗，治疗期间免疫力降低，局部症状加重，都和新冠症状叠加，容易导致病毒复制力增加，可能加重新冠病情。因此感染新冠病毒的同时再接受碘-131治疗并不妥当。病人应该恢复原来药物和正常饮食等新冠症状完全消失，身体康复，核酸检测阴性后再去医院重新预约碘-131治疗。当重新预约后，再根据新的预约日期重新开始低碘饮食和停止甲状腺相关药物（如丙硫氧嘧啶片、甲巯咪唑片或左甲状腺素钠片）即可。

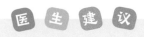

医 生 建 议

准备做碘-131治疗的甲亢或甲状腺癌病人感染了新冠病毒，如果还没开始碘-131治疗前准备，可以继续按照原来的生活习惯和服药情况，延迟进行碘-131治疗。

22

碘-131延后会耽误甲状腺癌治疗吗

很多人担心甲状腺癌术后不及时做碘-131会导致甲状腺癌的复发和转移。其实甲状腺癌是一种发展相对缓慢的肿瘤，无论是原发灶还是转移病灶生长速度都相对比较缓慢。碘-131治疗的主要目的是为了杀灭手术残留或不可切除的病灶，来巩固手术疗效，将复发转移的危险发生到最低。经过正规甲状腺癌手术的病人，一般病灶已经基本清除。就算有残留，残留的病灶也都比较小，并不会短期内迅速生长威胁生命，因此可以推迟几周，等身体恢复再进行碘-131治疗。

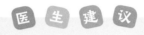

医 生 建 议

碘-131治疗时候感染了新冠病毒，如还没有开始，也可以延期进行；如果已经进行开始治疗前准备，可以先恢复正常饮食和平时服用的甲状腺相关药物，等待身体康复，病毒感染转阴后再重新预约碘-131治疗。